JN300377

わかりやすい
薬学系の数学入門

都築 稔 ［編］

安西和紀・高城徳子・田村栄一・
豊田実司 ［著］

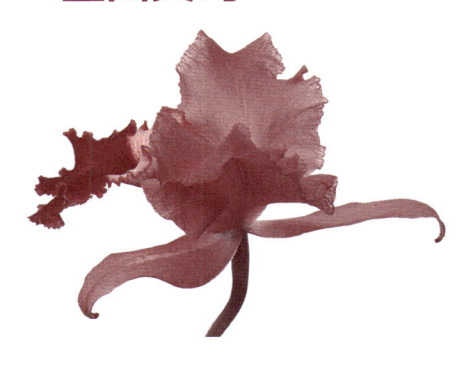

講談社

まえがき

　6年制薬学教育は，医療人として実践的な能力をもつ薬剤師を養成することを主な目的としています．教養教育，専門教育を通じた知識の修得とともに，医療現場での実習を通じて，医療人としてふさわしい技能，態度の習得が求められているのです．

　意外に思われるかもしれませんが，薬学および医療現場では「数学」的な知識や考え方が非常に重要な要素になっています．

　たとえば物理化学だと，物質のエネルギーや反応速度を計算するのに，運動方程式や微分積分，ベクトルなどを利用します．物理薬剤学，生物薬剤学においても，物質の溶解や分散，薬物の安定性，さらには体内動態を解析する際に，指数・対数関数や微分積分の知識が必要不可欠になります．有機化学や生化学でも，濃度計算や反応速度を考えるときに微分積分を利用します．データ解析に用いられる統計学的手法も含め，「数学」は薬学のさまざまな専門科目の基本として位置づけられているのです．

　薬剤師の職能を発揮できる業務の1つに薬物血中濃度モニタリング（TDM）が挙げられます．体内での薬物の濃度推移を考えるときに，吸収・分布・代謝・排泄の各過程について正確な情報を得ることが重要です．それ以外にも，単純な計算を含めて，薬剤師が活躍する医療現場において，「数学」的な考え方が要求されるところは大きいといえます．医療分野では，単純な計算ミスが深刻な医療ミスへ繋がる可能性があるため，基本的なことを迅速かつ確実に行う力が求められるのです．

　日本薬学会の「薬学準備教育ガイドライン」に例示されている「薬学の基礎としての数学・統計」の一般目標は次のとおりです．
「薬学を学ぶ上で基礎となる数学・統計学に関する基本的知識を修得し，それらを薬学領域で応用するための基本的技能を身につける．」

　この目標を達成するのに適した本を目指し，本書では，基本の反復練習と薬学領域への応用に力を入れています．数学と薬学のそれぞれの専門家が連携し，数学に自信のない薬学生でも理解が進むように，簡単な計算式から薬剤師国家試験のレベルまで例題を用いてわかりやすく解説しました．

　本書を通じて，高校数学を新たに見直し，数学の基本について学び，計算力や考え方を身につけてほしいと願っています．

　最後に本書の出版にあたり講談社サイエンティフィクの小笠原弘高，瀬戸晶子両氏には多大なご支援をいただきました．両名を含む関係各位に厚く御礼申しあげます．

2011年10月

編者・著者一同

わかりやすい薬学系の数学入門　目次

まえがき iii

第1章　序論 1

1.1　連分数 1
1.2　割合・比例計算 5

第2章　指数関数 9

2.1　指数計算と半減期 9
2.2　グラフ 13
2.3　薬学での計算問題 17

第3章　対数関数 21

3.1　対数とその性質 21
　　1.　対数の定義 21
　　2.　対数の計算でよく使われる値 21
　　3.　対数の性質と底の変換公式 22
3.2　対数計算(1) 25
　　1.　対数の基本性質の確認 25
　　2.　常用対数・自然対数の表示 25
3.3　対数計算(2) 29

第4章　対数の応用 33

4.1　対数関数のグラフ 33
　　1.　対数関数のグラフ 33
　　2.　実数直線と対数直線 33
4.2　対数・指数とpH，pK_a，pK_b 37
4.3　対数の薬学への応用 41

第5章 行列 · · · · · 45

5.1 行列の基礎と連立方程式 · · · · · 45

第6章 数列 · · · · · 49

6.1 等差・等比数列，Σ（シグマ）計算 · · · · · 49
6.2 薬学で扱う問題，Σを用いた計算 · · · · · 53

第7章 統計 · · · · · 57

7.1 度数分布，メジアン，モード，平均 · · · · · 57
1. 度数分布，度数分布表，相対度数，相対度数分布表 · · · · · 57
2. 平均値，中央値（メジアン），最頻値（モード）· · · · · 59

7.2 分散・標準偏差 · · · · · 61
1. 和の記号 Σ · · · · · 61
2. 分散・標準偏差 · · · · · 61

7.3 相関係数 · · · · · 65
1. 散布図（相関図）· · · · · 65
2. 相関係数 · · · · · 65

7.4 共分散の定義と総合練習 · · · · · 69

第8章 関数 · · · · · 71

8.1 関数のグラフ · · · · · 71
1. 1次関数 $y = ax + b$ のグラフ · · · · · 71
2. 指数関数 $y = a^x$ のグラフ · · · · · 71
3. 分数関数 $y = \dfrac{a}{x}$ のグラフ · · · · · 72

第9章 微分 · · · · · 75

9.1 定義と微分係数 · · · · · 75
9.2 積，商，合成，逆関数の導関数 · · · · · 79
9.3 対数，指数，反応速度 · · · · · 83
1. 対数関数の導関数 · · · · · 83
2. x の α 乗の導関数 · · · · · 83

　　　　　3. 指数関数の導関数 ･･････････････････････････････ 84
　　　　　4. 反応速度 ･･ 85
9.4　偏微分，全微分 ･･ 87
　　　　　1. 偏微分，全微分とは ･･････････････････････････････ 87
　　　　　2. 偏微分の定義 ････････････････････････････････････ 87
　　　　　3. 全微分の定義 ････････････････････････････････････ 88

第10章 積分 ･･ 91

10.1　不定積分，公式と計算 ･････････････････････････････････ 91
10.2　面積，定積分 ･･･ 95
10.3　置換積分 ･･･ 99
10.4　部分積分法など，薬学で扱う問題 ･･････････････････････ 103

第11章 微分方程式 ･･･ 107

11.1　変数分離形の微分方程式 ･･････････････････････････････ 107
　　　　　1. 微分方程式とは ･･････････････････････････････････ 107
　　　　　2. 変数分離形の微分方程式 ･･････････････････････････ 107
11.2　1階線形微分方程式，身近な微分方程式 ････････････････ 111
　　　　　1. 1階線形微分方程式 ･･････････････････････････････ 111
　　　　　2. 身近な微分方程式の話題 ･･････････････････････････ 112
11.3　微分方程式の薬学への応用 ････････････････････････････ 115
　　　　　1. 反応速度について ････････････････････････････････ 115
　　　　　2. 濃度の経時変化と半減期 ･･････････････････････････ 115
　　　　　3. 濃度，時間のグラフ表示 ･･････････････････････････ 117
　　　　　4. 1次反応における濃度，時間の関係のグラフ表示 ････ 117

演習問題 解答 ･･･ 119

付録　常用対数表 ･･･ 135

索引 ･･･ 137

第1章 序論

薬学で問われる問題につながる高校の化学の解説書では，計算式をまとめた解答をよく目にする．本書には薬学演習で問われる問題などに数学的な発想で解答する例を載せておいた．計算問題の答えは1つだが，解き方は複数ある．この章では発想を変えると意外と簡単に解けることを学んでいこう．

1.1 連分数

薬学で扱う問題では分数の中に小数や分数が含まれる説明を多く目にする．発想を変えて答えを導いていこう．別解も載せておいたので参考にしよう．

例題1 3 mol/Lの溶液 100 mLを別の容器に正確に計り取り，水を加えて200 mLとした．この水溶液のモル濃度はいくらになったか．

解 3 mol/Lは $\dfrac{3\,\text{mol}}{1\,\text{L}} = \dfrac{0.3\,\text{mol}}{100\,\text{mL}}$ 　モル濃度：溶液1L中のモル数 → 単位：mol/L

である．
これに100 mLの水を加えた（溶質の量は変わらない）から，求める水溶液のモル濃度は

$$\frac{0.3}{100+100} = \frac{0.3 \times 5}{200 \times 5} = \frac{1.5\,\text{mol}}{1000\,\text{mL}} = \frac{1.5\,\text{mol}}{1\,\text{L}} = 1.5\,\text{mol/L}$$

単位の変換に気をつける．

別解 求める濃度は「溶液1 Lに水を加えて2 Lとしたときのモル濃度」と同じ．

$$\frac{3\,\text{mol}}{1\,\text{L}} \Rightarrow \frac{3\,\text{mol}}{1+1\,\text{L}} = \frac{3\,\text{mol}}{2\,\text{L}} = 1.5\,\text{mol/L}$$

文の読みかえ

例題2 メタン分子 (CH_4) 0.25 molの質量 x [g] を求めよ．ただし，メタンの分子量は $CH_4 = 16$ とする．

解 分子量の性質より　1 mol : 16 g = 0.25 mol : x [g] が成り立つ．
内項の積 = 外項の積 なので　$16 \times 0.25 = 1 \times x$ 　∴ $x = 4$ g

別解 $\dfrac{16\,\text{g}}{1\,\text{mol}} = \dfrac{x\,\text{g} \times 4}{0.25\,\text{mol} \times 4}$ 　∴ $4x = 16$, $x = 4$

例題3 1.2×10^{23} 個のカルシウムイオン Ca^{2+} の質量 x [g] を求めよ．ただし，原子量は $Ca = 40$，アボガドロ定数は 6.0×10^{23} 個/molとする．

解 $\dfrac{40\,\text{g}}{6.0 \times 10^{23}\,\text{個}} = \dfrac{x\,\text{g}}{1.2 \times 10^{23}\,\text{個}}$ 　より　$x = \dfrac{40\,\text{g} \times 1.2 \times 10^{23}\,\text{個}}{6.0 \times 10^{23}\,\text{個}} = 8.0\,\text{g}$

別解 $\dfrac{40}{6.0\times 10^{23}}=\dfrac{x}{1.2\times 10^{23}}\dfrac{\times 5}{\times 5}$ より，$40=5x$ なので $x=8.0$ g

有効数字については，2.1節(p.9)を参照．

例題4 硫酸($H_2SO_4=98$) 4.9 gを水に溶かして250 mLにした溶液のモル濃度を求めよ．

解 $\dfrac{1000\times\dfrac{4.9}{98}}{250}=0.2$

化学の解説にはこのような計算式が多く見られる．

化学の解説書で省略されている計算をきちんと書くと，

$$\dfrac{1000\times\dfrac{4.9}{98}\times 98\times 10}{250\qquad\times 98\times 10}=\dfrac{1000\times 49}{250\times 98\times 10}=\dfrac{2}{10}=0.2$$

別解 4.9 gは $\dfrac{4.9}{98}=\dfrac{1}{20}=0.05$ mol なので

モル濃度：溶液1 L中のモル数

$$\dfrac{0.05\text{ mol}}{250\text{ mL}}=\dfrac{0.05\text{ mol}\times 4}{0.25\text{ L}\times 4}=\dfrac{0.2\text{ mol}}{1\text{ L}}=0.2\text{ mol/L}$$

$\dfrac{A}{B}=\dfrac{AC}{BC}$ をうまく使うと暗算でもわかるようになる．

江戸時代には各地に有能な数学者が多く存在していて，「自分はこういう問題が解ける」ということを競って当時の数学界をリードしていた．その発表の場であった各地の神社には多くの「算額」（数学の問題が書かれた絵馬）が奉納されている．エーと思うような難しい問題がたくさんあるので，機会があれば解答に挑戦してほしい．

さて，数の単位は江戸時代の数学者，吉田光由の『塵劫記』の中に説明があり，当時の表記が現在でも使用されている．大きい数，小さい数と 10^n とを比較してみよう．

10^{-16} 10^{-12} ⇄ 10^{-8} ⇄ 10^{-4} ⇄ $10^0=1$ ⇄ 10^4 ⇄ 10^8 ⇄ 10^{12} 10^{68}
瞬息…漠　沙　糸　　万　億　兆　……無量大数
10^{-12}⇄10^{-9} ⇄ 10^{-6} ⇄ 10^{-3}⇄$10^0=1$ ⇄ 10^3 ⇄ 10^6 ⇄ 10^9 ⇄ 10^{12} 10^{24}
ピコ　ナノ　マイクロ　ミリ　　キロ　メガ　ギガ　テラ…ヨタ
(p)　(n)　(μ)　(m)　(k)　(M)　(G)　(T)　(Y)

日本では 10^4 で単位が変わるが，世界の共通指数は 10^3 で単位になっている．薬学では 10^3 を基本にしているので単位の大きさに慣れておこう．

たとえば，放射能の測定値の単位マイクロSv/hや，核兵器の威力を表すメガトンなど．

例題5 次の連分数（分母や分子に分数の形の表現が入った分数）式を簡単にしなさい．

(1) $\dfrac{6}{1-\dfrac{2}{3}}$ 　(2) $1-\dfrac{1}{1-\dfrac{1}{1-x}}$

解 (1) $\dfrac{6}{1-\dfrac{2}{3}} = \dfrac{6}{\dfrac{1}{3}} = 6 \div \dfrac{1}{3} = 6 \times \dfrac{3}{1} = 18$ **別解** (1) $\dfrac{6 \times 3}{\left(1-\dfrac{2}{3}\right) \times 3} = \dfrac{18}{3-2} = 18$

解 (2) $1 - \dfrac{1 \times (1-x)}{\left(1-\dfrac{1}{1-x}\right) \times (1-x)} = 1 - \dfrac{1-x}{(1-x)-1}$

$$= 1 + \dfrac{1-x}{x} = \dfrac{x+(1-x)}{x} = \dfrac{1}{x}$$

例題6 次の式を k の値を求める式に変形しなさい． $\quad t = \dfrac{C_0}{2k}$

解 両辺に k を掛けて $\quad kt = \dfrac{C_0}{2}$．

$\therefore \quad k = \dfrac{C_0}{2t}$

別解 $\dfrac{t}{1} = \dfrac{C_0}{2k}$ 逆数をとると，$\dfrac{1}{t} = \dfrac{2k}{C_0}$．整理して $\quad k = \dfrac{C_0}{2t}$

薬学の公式に条件の数値を入れると連分数になるものが多く出てくる．下記の例題の背景説明は薬学の専門科目で学ぶ．ここでは計算のみに着目していこう．

例題7 次の式の右辺を簡単にしなさい（左辺の記号などは，薬学で公式として学ぶもの）．

(1) $t_{1/2} = \dfrac{\ln 2}{0.05} = \dfrac{0.693}{0.05}$ (2) $\dfrac{AUC_{po}/D_{po}}{AUC_{iv}/D_{iv}} = \dfrac{0.3/200}{0.5/50}$

解

(1) $\dfrac{0.693 \times 20}{0.05 \times 20} = \dfrac{13.86}{1} = 13.86$

(2) $\dfrac{\dfrac{3}{200} \times 200}{\dfrac{5}{50} \times 200} = \dfrac{3 \times 5}{20 \times 5} = \dfrac{15}{100} = 0.15$

必ずしもこの解のとおりでなくてもよいが，分母分子に何を掛けたら簡単になるかがわかれば速く正確にできるということは覚えておこう．

薬学の専門書には文字式の連分数が出てくる．具体例として薬の経口投与時のAUCと静脈注射時のAUCからバイオアベイラビリティを導く式を載せておくので，解答できるように理解を深めておこう．

$$F = \dfrac{\dfrac{AUC_{po}}{D_{po}}}{\dfrac{AUC_{iv}}{D_{iv}}} = \dfrac{\dfrac{F_a \times D_{po}/(f_p \times CL_{int})}{D_{po}}}{\dfrac{D_{iv}/Q_h}{D_{iv}}} = \dfrac{\dfrac{F_a}{f_a \times CL_{int}} \times Q_h}{\dfrac{1}{Q_h} \times Q_h} = \dfrac{F_a \times Q_h}{f_a \times CL_{int}}$$

演習問題

問1 次の式を簡単にしなさい．

(1) $\dfrac{2}{\dfrac{3}{4}}$ (2) $\dfrac{1}{1-\dfrac{5}{2}}$ (3) $\dfrac{4}{3-\dfrac{5}{2}}$ (4) $\dfrac{140}{0.01}$ (5) $\dfrac{345}{0.69}$ (6) $\dfrac{0.69}{345}$

(7) $\dfrac{2x-1}{2-\dfrac{1}{x}}$ (8) $\dfrac{x-2}{1-\dfrac{1}{x-1}}$ (9) $1-\dfrac{1}{1-\dfrac{1}{1-\dfrac{1}{2}}}$ (10) $1-\dfrac{1}{1-\dfrac{1}{1-\dfrac{1}{a}}}$

問2 次の式を電卓を使用しないで簡単にしなさい（(1)(2)の左辺は薬学で使う公式で，具体的な数値を代入したものが右辺）．

(1) $\dfrac{AUC_{po}/D_{po}}{AUC_{iv}/D_{iv}} = \dfrac{400/250}{200/100}$ (2) $\dfrac{AUC_{po}/D_{po}}{AUC_{iv}/D_{iv}} = \dfrac{0.3/200}{0.5/50}$ (3) $\dfrac{0.6 \times \dfrac{1.8 \times 1000}{24 \times 60}}{0.01}$

(4) $F = 1 - \dfrac{\dfrac{50}{200} \times (1-0.2)}{1.5}$ (5) $\dfrac{0.2}{0.15 \times 0.1}$ (6) $\dfrac{0.2/0.3}{0.15\{1-(0.2/0.3)\}}$

(7) $\dfrac{1}{2}\{0.01 \times 2^2 + (0.01 \times 2) \times (-1)^2\}$ (8) $V_d = \dfrac{5.0}{0.693/2}$

問3 （薬学の公式に与えられた数値を代入した問題）

(1) t の値を求めなさい．

$1.0 = -0.05 \times 1.0 \times t + 4.0$

(2) $a \times 10^n (1 \leqq a < 10,\ n：整数)$ の形にしなさい．

$1.0 \times 10^{-4} - (0.3 \times 10^{-4} + 0.3 \times 10^{-4})$

(3) K_m の値を求めなさい．

① $36 = \dfrac{52.5 \times 2.0 \times 10^{-5}}{K_m + 2.0 \times 10^{-5}}$ ② $48.2 = \dfrac{52.5 \times 1.0 \times 10^{-4}}{K_m + 1.0 \times 10^{-4}}$

1.2 割合・比例計算

薬学で使う数学になると難しいのではと心配になる人が多いと思う．でも，薬品を混合するときの基本がわかれば大丈夫だろう．まずは，考え方の基本である食塩水計算を理解しよう．化学や薬学の公式も念のため載せておいた．

> **割合**：比べる量がもとにする量の何倍にあたるかを表した数
>
> $$[割合] = [部分] \div [全体] = \frac{[部分]}{[全体]} \Leftrightarrow [全体] \times [割合] = [部分]$$
>
> 割合の表し方（例） $5 \div 100 = \dfrac{5}{100} = 0.05 = 5\,\%$
>
> **比例**：変数 x と y が 0 でない定数 k を用いて $y = k \times x$ と書けるとき，y は x に比例する（正比例する）という．このときの係数 k を**比例定数**という．

例題1 次のカッコ内を埋めよ．
(1) 8000 円の 25 % は（ ）円である．
(2) 5 % の食塩水 200 g の中の塩の量は（ ）g である．

解 (1) $8000 \times \dfrac{25}{100} = 2000$ (2) $200 \times \dfrac{5}{100} = 10$

例題2 次の食塩水の濃度を求めてみよう．
(1) 10 % の食塩水 100 g に水 100 g を加えて 200 g の食塩水を作った．濃度を求めよ．
(2) 10 % の食塩水 100 g に水 x [g] を加えたら 2 % の食塩水になった．x を求めよ．

・塩（溶質）の量に着目する．
・溶液（食塩水）＝ 溶質（塩）＋ 溶媒（水）に気をつける．

解 (1) 塩の量は $100 \times \dfrac{10}{100} = 10$ g で，水を加えた後の食塩水は $100 + 100 = 200$ g．

水を加えた後の濃度は $\dfrac{(塩)}{(食塩水)} = \dfrac{10}{200} = \dfrac{5}{100} = 5\,\%$

> 分母を 100 にすると % の単位の表現がすぐにわかる．

(2) 塩の量は $100 \times \dfrac{10}{100} = 10$ g で，水 x [g] を加えた後の食塩水は $100 + x$ [g]．

水を加えた後，$\dfrac{(塩)}{(食塩水)} = \dfrac{10}{100+x} = \dfrac{2}{100} = \dfrac{10}{500}$ $\therefore\ x = 400$ g

> 分子を 10 にそろえて分母を比較

別解 比例式を使うと

$10 : (100+x) = 2 : 100$　　内項の積と外項の積は等しいから　　$2(100+x) = 1000$
よって　$100 + x = 500$　　$\therefore\ x = 400\,\text{g}$

> 化学や薬学の問題になると次のような文章になり，難しく感じるかもしれない．「30 w/v％の食塩水150 mLを水で薄めて9.0 w/v％にしたい．水を何mL加えればよいか」．何を表しているのか細かい説明は専門の先生に任せる．これから薬学で学ぶ「溶質, 溶媒, 溶液」問題で理解しづらいときは食塩水をイメージしてみるとよい．

分数計算を取り扱ってきたが，分数にはいくつかの意味がある．

分数の表現

(1) 割り算の表現　　$n \div m = \dfrac{n}{m}$

(2) 比を表す表現　　$n : m = \dfrac{n}{m}$

(3) 全体に対する割合としての表現

(例) $\dfrac{2}{3}$ は, 全体（単位1）を3等分して，それを2つ集めた量

比例計算も多く出てくる．前節でも取り扱ったが，当たり前だと思っても使えなければ意味はない．比例式を再確認しておこう．

比例式

$a : b = ak : bk = \dfrac{a}{k} : \dfrac{b}{k}$　　$(k \neq 0)$

$a : b = c : d\ \Leftrightarrow\ ad = bc$　　（外項の積＝内項の積）

$a : b = c : d\ \Leftrightarrow\ \dfrac{a}{b} = \dfrac{c}{d}$　　（本などには　$a/b = c/d$　の形で出てくることが多い）

食塩水以外の問題でも単位に着目すると解きやすい．あとは定義の式に代入するだけである．

例題3

(1) 体積20 mLの質量が36 gである物質の密度を求めよ．
(2) 100 mを12.5秒で走った．このときの速度を求めよ．
(3) 2 mol/mLの濃度のものが3 mLある．何モル溶けているか．

解　(1) 密度 $= \dfrac{\text{質量}}{\text{体積}} = \dfrac{36\,\text{g}}{20\,\text{mL}} = 1.8\,\text{g/mL}$

(2) 速度 $= \dfrac{\text{距離}}{\text{時間}} = \dfrac{100\,\text{m} \times 2}{12.5\,\text{s} \times 2} = \dfrac{200 \times 4}{25 \times 4} = \dfrac{800}{100} = 8\,\text{m/s}$

> 定義の確認
> 密度 $= \dfrac{\text{質量}}{\text{体積}}$，速度 $= \dfrac{\text{距離}}{\text{時間}}$

(3) $2\,\text{mol} : 1\,\text{mL} = x\,\text{mol} : 3\,\text{mL}$
内項の積＝外項の積より　$2 \times 3 = 1 \times x$　　$\therefore\ x = 6\,\text{mol}$

> 単位に着目して考える．

別解 左辺を3倍する
$$2 \times 3 : 1 \times 3 = x : 3 \quad \therefore \quad x = 2 \times 3 = 6$$

> **モル濃度**（単位はmol/L）：溶液1リットル中に含まれている溶質のモル数$\left(= \dfrac{質量[g]}{分子量}\right)$

化学の中に出てくる定義をまとめておく．定義を理解してしまえば計算式は難しくない．

> 質量パーセント濃度（w/w％）$= \dfrac{溶質[g]}{溶液[g]} \times 100$
>
> 質量対容量百分率（w/v％）$= \dfrac{溶質[g]}{溶液[mL]} \times 100$
>
> 体積百分率（vol％）$= \dfrac{溶質[mL]}{溶液[mL]} \times 100$

$\dfrac{塩}{食塩水}$ をイメージしてみよう．
質量百分率（％），重量パーセント濃度（w/w％）ともいう．

例題4 水500 gに食塩100 gを溶かしたときの質量パーセント濃度を求めよ．

解 $\dfrac{100}{500+100} = \dfrac{100}{600} = \dfrac{16.66}{100} \quad \therefore \quad 16.7\％$

例題5 塩化ナトリウム5.85 gを水に溶かして500 mLにした水溶液のモル濃度を求めよ．ただし，NaCl = 58.5とする．

モル濃度とは溶液1 L中の溶質のモル数[mol/L]であった．

問題文からmolとLに直していくと解ける．

解 まずモル数を求めると，$\dfrac{5.85}{58.5} = 0.1$ mol．

問題文は500 mLに対して0.1 molという意味だとわかったので，

$$\dfrac{0.1 \times 2 \text{ mol}}{500 \times 2 \text{ mL}} = \dfrac{0.2 \text{ mol}}{1000 \text{ mL}} = \dfrac{0.2 \text{ mol}}{1 \text{ L}}$$

$$\therefore \quad 0.2 \text{ mol}/\text{L}$$

別解 まとめて計算（→難しい）
$$\dfrac{5.85}{58.5} \times \dfrac{1000}{500} = 0.2$$

例題6 濃度98％の濃硫酸の密度は1.83 g/cm³である．このモル濃度を求めよ．ただし，1 cm³ = 1 mL，H₂SO₄ = 98とする．

解 $\dfrac{1.83 \text{ g}}{1 \text{ cm}^3} = \dfrac{1.83 \text{ g}}{1 \text{ mL}} = \dfrac{1830 \text{ g}}{1000 \text{ mL}} = 1830 \text{ g}/\text{L}$

$\dfrac{硫酸（溶質）[g]}{濃硫酸（水溶液）[g]}$ が98％

濃度98％の濃硫酸に含まれる硫酸そのもの（H₂SO₄）の量は

$$1830 \times \frac{98}{100} \text{ g/L}$$

硫酸 1 mol は 98 g なので，このモル数は，$\dfrac{1830 \times 0.98}{98} = 18.30 \text{ mol/L}$　　g を mol にして

参考書では，よく例題 5 の別解のようにまとめて 1 つの式にしてある．

演習問題

問1　次の割合（%）を分数で表しなさい．
(1) 8%　　(2) 38%　　(3) 138%　　(4) a%

問2　（　）内の数値を求めなさい．
(1) 300 円の 20% は（　　円）　　(2) 200 人の 65% は（　　人）
(3) 200 人の 120% は（　　人）　　(4) 200 人の a% は（　　人）
(5) 300 g の 8% は（　　g）　　(6) x g の a% は（　　g）

問3　次式のカッコ内を埋めよ．
(1) $1 : 2 = 3 : (\quad)$　　(2) $286 : 13 = 66 : (\quad)$　　(3) $22.4 : 2.8 = 8 \times 10^{23} : (\quad)$
(4) $\dfrac{28}{20} = \dfrac{(\quad)}{5}$　　(5) $\dfrac{10^{23}}{10^{20}} = 10^{(\quad)}$　　(6) $\dfrac{22.4}{0.04} = (\quad)$　　(7) $\dfrac{\frac{8}{3}}{\frac{3}{4}} = (\quad)$

問4　次の食塩水の中の塩の量を求めよ．
(1) 8% の食塩水 200 g　　(2) 15% の食塩水 200 g　　(3) x% の食塩水 y g

問5　以下の問いを解きなさい．
(1) 15% の食塩水 200 g に水を 100 g 加えて作った食塩水の濃度を求めよ．
(2) 15% の食塩水 200 g から水を蒸発させて作った食塩水 150 g の濃度を求めよ．
(3) 8% の食塩水 x g と 3% の食塩水 y g を混ぜたら，6% の食塩水が 500 g できた．x, y の値を求めよ．
(4) 15% の食塩水 200 g に水を加え，10% の食塩水を作った．水を何 g 加えたか．
(5) 8% の食塩水 300 g から水を蒸発させ 10% の食塩水を作った．水を何 g 蒸発させたか．
(6) 鉄を含む合金 X, Y がある．X は 92%，Y は 64% の鉄を含んでいる．X, Y を溶かして，あわせて 80% の合金を 35 kg 作りたい．それぞれ何 kg ずつ溶かせばよいか．

第2章 指数関数

　薬学の専門書や薬剤師国家試験の解説書には指数計算式が多く載っている．ただ，途中の計算式は省略された形で記載されているので計算力が不十分な人にとって理解するのが難しいものになる．この章では指数の基礎はもちろん，薬学で扱う問題によく使われる公式を理解し，使えるようにすることを目指そう．また，薬学では濃度 C，時間 t などが使われている．x，y 以外の文字にも慣れておこう．

2.1 指数計算と半減期

　薬学で扱う数字は非常に小さい数である．数字は $a \times 10^n$ の形で出てくることも多いので，指数の基礎計算を確実に身につけていこう．まずは，有効数字の復習からはじめる．

> **有効数字（有効桁数）**
> ・0ではない数字に挟まれた0は桁数として数える．
> 　　　20005は有効数字5桁である．10.04は有効数字4桁である．
> ・0ではない数字より前に0がある場合，その0は桁数として数えない．
> 　　　0.032は有効数字2桁である．0.00405は有効数字3桁である．
> 　　　0.5004は有効数字4桁である．
> ・小数点より右にある0は桁数として数える．
> 　　　10.00は有効数字4桁である．8.0000は有効数字5桁である．

次に高校数学で学んだ公式を確認する．微分積分の計算によく使われる．

> （累乗根（m 乗根）$\sqrt[m]{a}$ は m 乗すると a になる正の数：$\left(\sqrt[m]{a}\right)^m = a$，$m$ は整数に限らず，実数でも成立）

> **指数公式** （薬学では $a > 0$，$b > 0$ で考える）
>
> $a^m \times a^n = a^{m+n}$ 　　$(a^m)^n = a^{mn}$ 　　$(ab)^n = a^n b^n$
>
> $a^m \div a^n = a^{m-n}$ 　　$\left(\dfrac{a}{b}\right)^n = \dfrac{a^n}{b^n}$ 　　特に $a^0 = 1$ 　　$a^{-n} = \dfrac{1}{a^n}$ 　　$a^{\frac{n}{m}} = \sqrt[m]{a^n}$
>
> $\sqrt[n]{a}\,\sqrt[n]{b} = \sqrt[n]{ab}$ 　　$\dfrac{\sqrt[n]{a}}{\sqrt[n]{b}} = \sqrt[n]{\dfrac{a}{b}}$
>
> $\left(\sqrt[n]{a}\right)^m = \sqrt[n]{a^m}$ 　　$\sqrt[m]{\sqrt[n]{a}} = \sqrt[mn]{a}$ 　　$\sqrt[n]{a^m} = \sqrt[np]{a^{mp}}$

例題1 次の数字を $a \times 10^n$ の形にしなさい．ただし，$1 \leqq a < 10$，n は整数とする（この形で扱うことが多い）．

(1) 2300 　　(2) 0.00023

解 (1) $2300 = 2.3 \times 10^3$ 　　(2) $0.00023 = 2.3 \times 10^{-4}$

計算問題の中でこれらを使うときには次のような約束事がある．

解答の有効数字の桁数は，問題の中の有効数字の桁数に合わせる．
$a \times 10^n$ で表すときは　$1 \leqq a < 10$　の範囲にする．

例題2 窒素 N_2，$1\,g$ の気体中の分子の数を求めよ．ただし，N_2 の分子量は28，アボガドロ定数は 6.0×10^{23} 個/mol とする．

解 $28\,g : 6.0 \times 10^{23}$（個）$= 1\,g : x$（個）

$$x = \frac{6.0 \times 10^{23}}{28} = 0.2142 \times 10^{23} \fallingdotseq 2.1 \times 10^{22}$$

> 問題文の有効数字2桁
> ⇒ 解の有効数字2桁

例題3 次の値を $a \times 10^n$ の形に直しなさい．ただし，$1 \leqq a < 10$，n は整数とする．

(1) $\dfrac{1}{10^3}$ 　(2) $\dfrac{1}{2.0 \times 10^{-3}}$ 　(3) $\dfrac{1}{4.0 \times 10^{-5}}$ 　(4) $\dfrac{1.0 \times 10^{-3}}{500}$ 　(5) $2.0 \times 10^3 + 5.0 \times 10^2$

(6) $2.0 \times 10^{-4} + 3.0 \times 10^{-3}$ 　(7) $3.2 \times 10^{-21} + 3.0 \times 10^{-22}$ 　(8) $2.0 \times 10^{-6} \times (4.0 \times 10^{-6})^2$

解 (1) 10^{-3}

(2) 与式 $= 0.5 \times 10^3 = 5.0 \times 10^2$

(3) 与式 $= 0.25 \times 10^5 = 2.5 \times 10^4$

(4) 与式 $= \dfrac{1}{5} \times \dfrac{10^{-3}}{10^2} = 0.2 \times 10^{-5} = 2.0 \times 10^{-6}$

(5) 与式 $= 2.0 \times 10^3 + 0.5 \times 10^3 = 2.5 \times 10^3$

(6) 与式 $= 0.2 \times 10^{-3} + 3.0 \times 10^{-3} = 3.2 \times 10^{-3}$

(7) 与式 $= 3.2 \times 10^{-21} + 0.3 \times 10^{-21} = 3.5 \times 10^{-21}$

(8) 与式 $= 2.0 \times 10^{-6} \times 16 \times 10^{-12} = 32 \times 10^{-18} = 3.2 \times 10^{-17}$

> $1 \leqq a < 10$ の条件があるが例外として $n = 1$ のときにはたとえば，$3 \times 10 = 30$ とする．(5)(6)(7)は大きい指数にあわせる．

例題4 次の計算をしなさい．

(1) $\dfrac{1}{a^{-3}}$ 　(2) $\sqrt[3]{8^2}$ 　(3) $(ab)^5 \times (a^2 b^1)^{-2}$ 　(4) $(ab^2)^2 \div (a^{-2} b^3) \times (a^3 b^{-1})^{-1}$

(5) $6^5 \div 12^4 \times 18$ 　(6) $25^{1.5} \times 8^{\frac{2}{3}}$ 　(7) $a^{\frac{1}{2}} \times a^{\frac{1}{3}}$

解 (1) 与式 $= (a^{-3})^{-1} = a^3$

(2) 与式 $= (2^3)^{\frac{2}{3}} = 2^2 = 4$

(3) 　与式 $= a^5 b^5 \times a^{-4} b^{-2} = a^{5+(-4)} \times b^{5+(-2)} = ab^3$

(4) 　与式 $= a^2 b^4 \div a^{-2} b^3 \times a^{-3} b^1 = a^{2-(-2)+(-3)} b^{4-3+1} = ab^2$

(5) 　与式 $= (2 \times 3)^5 \div (2^2 \times 3)^4 \times (2 \times 3^2) = 2^{5-8+1} \cdot 3^{5-4+2} = 2^{-2} \cdot 3^3 = \dfrac{27}{4}$

(6) 　与式 $= (5^2)^{1.5} \times (2^3)^{\frac{2}{3}} = 5^3 \times 2^2 = 500$

(7) 　与式 $= a^{\frac{1}{2}+\frac{1}{3}} = a^{\frac{3}{6}+\frac{2}{6}} = a^{\frac{5}{6}}$

例題5　ある薬物を人に投与した場合，その血中濃度の半減期 ($t_{1/2}$) は4時間であった．投与直後の初濃度 (C_0) が 100 μg/mL として，投与2時間後，12時間後の血中濃度を計算せよ．ただし，薬物を体内に静脈注射すると体内の血中濃度 C は時間 t に対して指数関数

$$C = C_0 e^{-kt} \quad （1次反応式）$$

で表される式に従って変化する．ただし，$\sqrt{2} = 1.414$ とする．

解　半減期の条件より，$t = t_{1/2} = 4$，$C = \dfrac{C_0}{2} = \dfrac{100}{2} = 50$ を $C = C_0 e^{-kt}$ に代入すると

$$50 = 100\, e^{-4k} \quad \therefore \quad e^{-4k} = \dfrac{1}{2}$$

2時間後の濃度は

$$C = 100 e^{-2k} = 100 (e^{-4k})^{\frac{1}{2}} = 100 \times \left(\dfrac{1}{2}\right)^{\frac{1}{2}} = 100 \times \sqrt{\dfrac{1}{2}} = \dfrac{100\sqrt{2}}{2} = \dfrac{141.4}{2} = 70.7$$

同様に12時間後の濃度は

$$C = 100 e^{-12k} = 100 (e^{-4k})^3 = 100 \times \left(\dfrac{1}{2}\right)^3 = \dfrac{100}{8} = 12.5$$

$e^{-2k} = (e^{-4k})^{\frac{1}{2}}$，$e^{-6k} = (e^{-4k})^{\frac{3}{2}}$ の考え方は意外と難しい．血中濃度の公式を暗記すると簡単に出せる．

---

formulas　初濃度 C_0，半減期 $t_{1/2}$ の薬物の投与後 t 時間の血中濃度 C_t は，$C_t = C_0 \left(\dfrac{1}{2}\right)^{\frac{t}{t_{1/2}}}$ である．

別解　血中濃度の公式に $C_0 = 100$，$t_{1/2} = 4$，$t = 2$ を代入すると

$$C_2 = 100 \left(\dfrac{1}{2}\right)^{\frac{2}{4}} = 100 \sqrt{\dfrac{1}{2}} = \dfrac{100\sqrt{2}}{2} = 70.7$$

同様に $C_0 = 100$，$t_{1/2} = 4$，$t = 12$ を代入すると

$$C_{12} = 100 \left(\dfrac{1}{2}\right)^{\frac{12}{4}} = 100 \times \left(\dfrac{1}{2}\right)^3 = \dfrac{100}{8} = 12.5$$

$\left(\dfrac{1}{2}\right)^{\frac{1}{2}} = \sqrt{\dfrac{1}{2}} = \dfrac{\sqrt{2}}{2}$ はすぐにできるようになっておこう．

血中濃度の公式の証明

半減期の時刻 $t = t_{1/2}$, 濃度 $C = \dfrac{C_0}{2}$ を1次反応式 $C = C_0 e^{-kt}$ に代入すると

$$\dfrac{C_0}{2} = C_0 e^{-kt_{1/2}} \quad \therefore \quad e^{-kt_{1/2}} = \dfrac{1}{2}$$

> 第3章で学ぶが $\ln x = \log_e x$ である（p.25参照）．

対数を使って表すと

$$-kt_{1/2} = \ln\left(\dfrac{1}{2}\right) = -\ln 2 \quad \therefore \quad k = \dfrac{\ln 2}{t_{1/2}}$$

これを1次反応式 $C = C_0 e^{-kt}$ に代入すると

$$C = C_0 e^{-\frac{\ln 2}{t_{1/2}}t} = C_0 (e^{-\ln 2})^{\frac{t}{t_{1/2}}} = C_0 \left(\dfrac{1}{2}\right)^{\frac{t}{t_{1/2}}}$$

> 公式 $a^{\log_a M} = M$ より
> $e^{-\ln 2} = e^{\log_e 2^{-1}} = 2^{-1} = \dfrac{1}{2}$

演習問題

問 1 例題1に従い，書き直しなさい．

(1) $18000 = 1.8 \times 10^{(\ \ )}$ (2) $(\ \ \ \ ) = 2.84 \times 10^4$

(3) $(\ \ \ \ ) = 1.8 \times 10^{-5}$ (4) $0.0000284 = 2.84 \times 10^{(\ \ )}$

問 2 累乗根，分数式は指数に，指数は累乗根，分数式に直しなさい．

(1) $\sqrt{a}$ (2) $2\sqrt[3]{a^5}$ (3) $\dfrac{1}{a^2}$ (4) $\dfrac{15}{a^3}$ (5) $\dfrac{1}{\sqrt[4]{a^3}}$ (6) $\dfrac{-2}{\sqrt[4]{a^5}}$

(7) $x^{\frac{3}{4}}$ (8) $4x^{\frac{5}{3}}$ (9) x^{-3} (10) $3x^{-4}$ (11) $x^{-\frac{3}{4}}$ (12) $2x^{-\frac{3}{2}}$

問 3 次の計算をしなさい．

(1) $2^0 + 2^3 + \dfrac{1}{2^{-2}} + 16^{\frac{1}{4}}$ (2) $\sqrt{9} - \dfrac{1}{3^0} + \dfrac{1}{3^2} - 9^{-1}$ (3) $\dfrac{1}{10^{-2}} + \dfrac{1}{10^{-1}} + \dfrac{1}{10^0}$

(4) $\sqrt{2} + \sqrt{8} - \sqrt{18}$ (5) $a^{-3}b^6 c^{-2} \times (a^2 b^{-3})^2 c^3$ (6) $a^{\frac{11}{3}} \div a^{\frac{3}{2}} \div a^{\frac{1}{6}}$

(7) $x^{\frac{1}{3}} \div x^{-\frac{3}{2}} \times x^{\frac{1}{6}}$ (8) $(2a^2 b^3) \times \left(3a^2 b^{\frac{3}{2}}\right)^2$ (9) $\sqrt{a} \div \sqrt[6]{a} \times \sqrt[3]{a^2}$

問 4 次の数，式を $a \times 10^n$ ($1 \leq a < 10$, n は整数) の形で表しなさい．

(1) $\dfrac{1}{2.0 \times 10^{-3}}$ (2) $\dfrac{2 \times 10^{-3}}{500}$ (3) $2.4 \times 10^{15} + 3.5 \times 10^{14}$

(4) $2.4 \times 10^{-23} + 3.5 \times 10^{-24}$ (5) $(2.0 \times 10^{-5}) \times (3.0 \times 10^{-3})^2$

問 5 $C = C_0 \left(\dfrac{1}{2}\right)^{\frac{t}{t_{1/2}}}$ に以下の値を代入して C を計算しなさい．ただし，$\sqrt{2} = 1.414$ とする．

(1) $C_0 = 100$, $t_{1/2} = 6$, $t = 3$ (2) $C_0 = 50$, $t_{1/2} = 4$, $t = 6$ (3) $C_0 = 40$, $t_{1/2} = 2$, $t = 5$

2.2 グラフ

$y = a^x$（$a \neq 1$の正の数）で表される関数をaを底とする指数関数という．

薬学では $a = \mathrm{e}$ $\left(\mathrm{e} = \lim_{n \to \infty}\left(1 + \dfrac{1}{n}\right)^n = 2.718281828459045\cdots\cdots,\ n:\text{自然数}\right)$ の場合，すなわち，$y = \mathrm{e}^x$ がよく使われる．指数部分が小さくなり，見づらく過ちを犯しがちになるので exp（exponential function）を使い，$\mathrm{e}^x = \exp(x)$，$\mathrm{e}^{2x+3} = \exp(2x + 3)$ と表記されている．

例題1　$y = \left(\dfrac{1}{2}\right)^x = 2^{-x}$，$y = \left(\dfrac{1}{3}\right)^x = 3^{-x}$ $(x \geqq 0)$　のグラフを描け．

解　まずは対応表を作成してみよう．次に表に基づいてグラフ上に点をとってみよう．

表2-1　$y = 2^{-x}$，$y = 3^{-x}$ のグラフ上の点

x	0	1	2	3	……
$y = 2^{-x}$	$2^0 = 1$	$2^{-1} = \dfrac{1}{2}$	$2^{-2} = \dfrac{1}{2^2} = \dfrac{1}{4}$	$2^{-3} = \dfrac{1}{2^3} = \dfrac{1}{8}$	……
$y = 3^{-x}$	$3^0 = 1$	$3^{-1} = \dfrac{1}{3}$	$3^{-2} = \dfrac{1}{3^2} = \dfrac{1}{9}$	$3^{-3} = \dfrac{1}{3^3} = \dfrac{1}{27}$	……

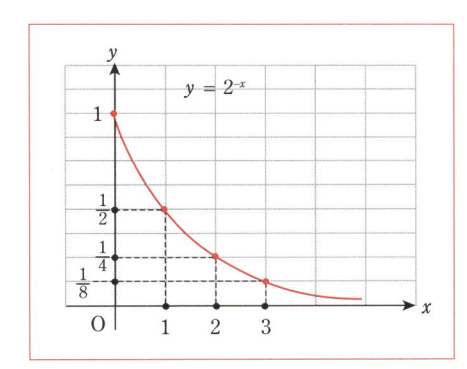

図2-1　$y = 2^{-x}$ $(x \geqq 0)$ のグラフ

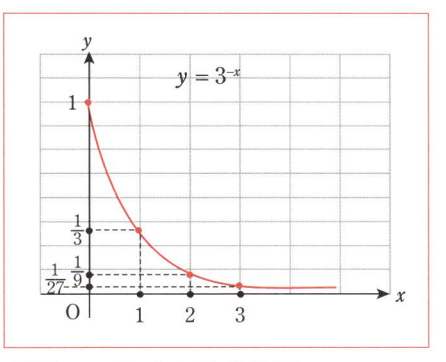

図2-2　$y = 3^{-x}$ $(x \geqq 0)$ のグラフ

例題2　$y = \mathrm{e}^{-x}$ $(x \geqq 0)$ のグラフを描け．

解　表を完成させ，グラフを描いてみよう．

表2-2　$y = \mathrm{e}^{-x}$ のグラフ上の点

x	0	1	2	3	……
$y = \mathrm{e}^{-x}$	$\mathrm{e}^0 = 1$	e^{-1}	e^{-2}	e^{-3}	

$\mathrm{e} \fallingdotseq 2.72$ なので

$$\mathrm{e}^{-1} = \dfrac{1}{\mathrm{e}} \fallingdotseq \dfrac{1}{2.72} = 0.368, \quad \mathrm{e}^{-2} = \dfrac{1}{\mathrm{e}^2} \fallingdotseq \dfrac{1}{7.40} = 0.135$$

グラフの概形以外にそのグラフを決定するポイントとなる要素は縦軸との交点である．

また，薬学におけるグラフでは軸の単位に気をつけよう．$y = e^{-x}$ のグラフは図2-3の形である．薬学の中の1次反応式のグラフはこの形を基本とし，変形したものである．

グラフの概形は覚えてしまおう！

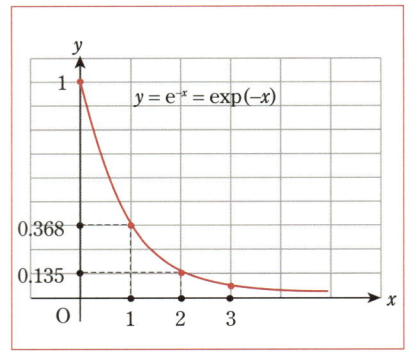

図2-3 $y = e^{-x}$ ($x \geqq 0$) のグラフ

例題3 次のグラフを描け．
(1) $y = 2e^{-2x}$　　(2) $C = C_0 e^{-kt}$（ただし，C_0, k は定数）

解

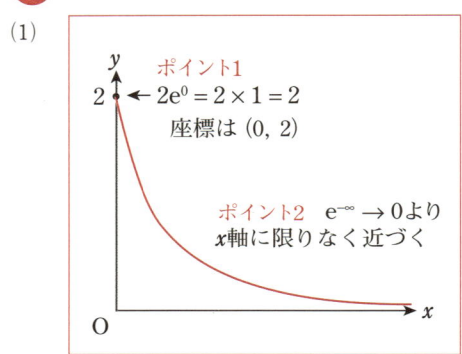

(1) ポイント1　$2e^0 = 2 \times 1 = 2$　座標は $(0, 2)$

ポイント2　$e^{-\infty} \to 0$ より x 軸に限りなく近づく

図2-4 $y = 2e^{-2x}$ のグラフ

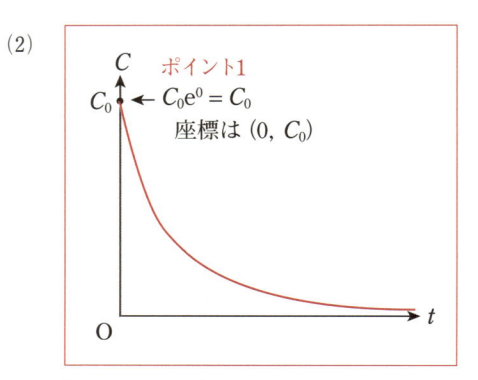

(2) ポイント1　$C_0 e^0 = C_0$　座標は $(0, C_0)$

図2-5 $C = C_0 e^{-kt}$ のグラフ

グラフの形はしっかり頭に入っただろうか．では次の問題はどうだろう．

例題4 次のグラフを描け．$A = A_0(1 - e^{-kt})$

この式がどんな意味をもっているかを理解すればわかりやすくなる．詳しい説明は薬学の専門科目の先生に聞くとよい．

$$A \to B$$

の反応が1次速度式（$A = A_0 e^{-kt}$）に従うとき，反応物 A と生成物 B の間には次の式が成り立つ．

$$A + B = A_0$$

$$B = A_0 - A = A_0 - A_0 e^{-kt} = A_0(1 - e^{-kt})$$

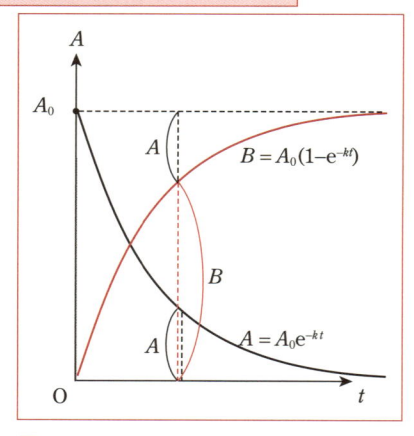

A と B は足したら A_0 になる．すなわち，生成物 B のグラフは A_0 から反応物 A を引いたグラフが描ければよい（図2-6）．

図2-6 1次反応式のグラフ

もう少し1次反応式
$$C = C_0 e^{-kt}$$
のグラフ（図2-7）をよく見てみよう．この図からわかることは $t = t_{1/2}$ のとき

$$C = \frac{C_0}{2}$$

$t = 2 \cdot t_{1/2}$ のとき

$$C = \frac{C_0}{4}$$

すなわち $t = n \cdot t_{1/2}$ のとき

$$C = C_0 \left(\frac{1}{2}\right)^n \quad \cdots\cdots ①$$

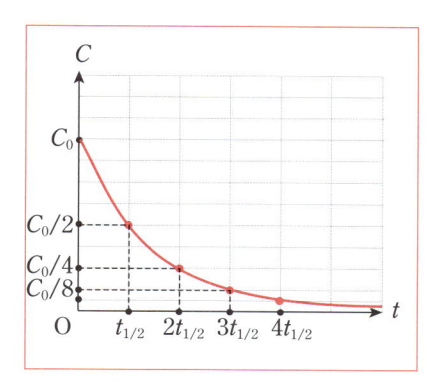

図2-7 1次反応式のグラフ

また，$t = 2 \cdot t_{1/2}$ のときの濃度は $t = t_{1/2}$ のときの濃度の半分になっている．
$t = 3 \cdot t_{1/2}$ のときの濃度は $t = 2 \cdot t_{1/2}$ のときの濃度の半分になっている．
すなわち $t = (n+1) \cdot t_{1/2}$ のときの濃度は $t = n \cdot t_{1/2}$ のときの濃度の半分になっている．
……②

①，②より，$t = (n+a) \cdot t_{1/2}$ のときの濃度 $C_{(n+a)t_{1/2}}$ は $t = n \cdot t_{1/2}$ のときの濃度 $C_{nt_{1/2}}$ に対して

$$C_{(n+a)t_{1/2}} = C_{nt_{1/2}} \cdot \left(\frac{1}{2}\right)^a$$

になっている（覚えておこう）．

> 0次反応，2次反応（p.41参照）の特徴も考えておこう．

例題5 次のグラフを描け（具体的な数字を代入してみよう）．

(1) $y = \sqrt{x} \quad \left(= x^{\frac{1}{2}}\right)$ 　　(2) $y = \sqrt{x-2}$ 　（平行移動を確認しよう）

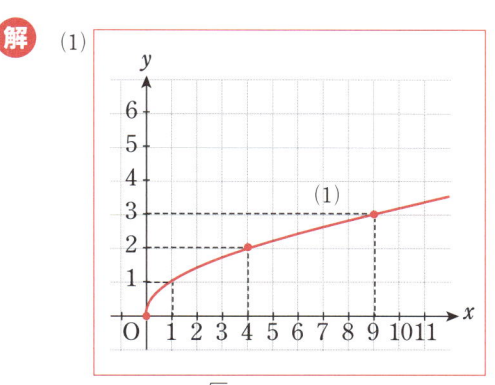

解 (1)

図2-8 $y = \sqrt{x}$ のグラフ

(2)

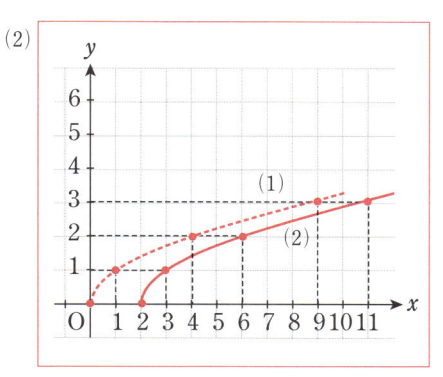

図2-9 $y = \sqrt{x-2}$ のグラフ

---

x 軸方向へ a 平行移動する．　⇔　x を $(x-a)$ に置き換える．
y 軸方向へ b 平行移動する．　⇔　y を $(y-b)$ に置き換える

演習問題

問1 次のグラフを描け．切片を入れよ（軸の文字に注意）．

(1) $C = C_0 e^{-kt}$ $(k > 0, C_0 > 0)$　　(2) $k = A e^{-E/RT}$　　(3) $C = 1 - e^{-kt}$

（Arrhenius式：薬学で説明）

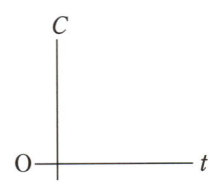

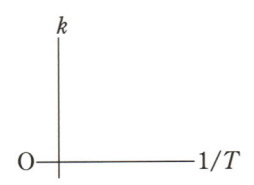

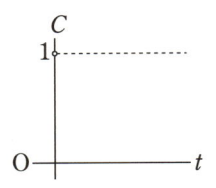

問2 次の指数関数のグラフの方程式を求めよ．軸の単位に気をつけよう．

(1)	(2)

(1) $t > 0$, $e = 2.718$ とする

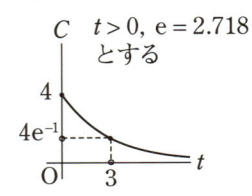

(2) 指数の底はeを使う

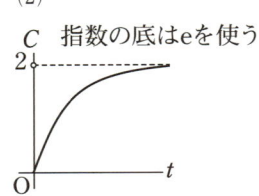

問3 （発展問題）次のグラフを描け．

(1) $y = 4 - \dfrac{2}{3}x$

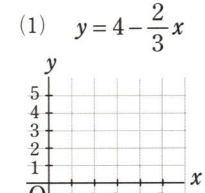

(2) $\log t_{1/2} = \log k - \log C_0$

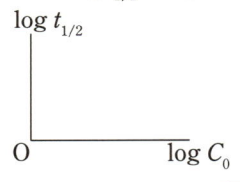

(3) $y = \sqrt{x+3}$

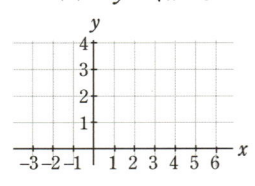

第8章を学んでからなら難しくない．

2.3 薬学での計算問題

この節では高校数学で学んだ指数の計算を中心に復習しよう．苦手に思っている人やよく勘違いをしてしまう人は単に計算練習が少ないだけである．暗記をするのではなく，同じような問題を何度もやれば自然とできるようになる．また，薬学で問われる問題では文章になっているが，与えられた式に代入することによって単純な計算問題に置き換えられる．

> **例題1** $10^{0.30} = 2$, $10^{0.48} = 3$ のとき，次の値を $a \times 10^{-n}$ で表しなさい．ただし，$1 \leq a < 10$ とし，a, n は自然数とする．
> (1) $10^{-6.22}$ (2) $10^{-3.40}$ (3) $10^{-7.52}$

このような指数の計算は化学のpHの計算問題でよく使う

解

(1) $10^{-6.22} = 10^{0.78-7.00}$ ← 指数を足し算，引き算の形にする
$= 10^{0.30+0.48-7}$ ← 条件式で与えられた0.30と0.48を使う
$= 10^{0.30} \times 10^{0.48} \times 10^{-7}$ ← 指数法則 ($a^m \times a^n = a^{m+n}$) を使う
$= 2 \times 3 \times 10^{-7}$ ← ここで，条件式を使う
$= 6 \times 10^{-7}$

意外と理解していなかったことがわかると思う．同じように解答していこう．

(2) $10^{-3.40} = 10^{0.60-4}$
$= 10^{0.30} \times 10^{0.30} \times 10^{-4}$
$= 2 \times 2 \times 10^{-4}$
$= 4 \times 10^{-4}$

(3) $10^{-7.52} = 10^{0.48-8}$
$= 10^{0.48} \times 10^{-8}$
$= 3 \times 10^{-8}$

$10^{-6.22}$ の場合
$-6.22 = \boxed{} + \boxed{} - \boxed{}$

```
    6 . 2 2
+   □ . □
+   □ . □
─────────
    □ . 0 0
```

① 小数第2位が 0 になるものを探す．
$6.22 + 0.48 = 6.70$

② 小数第1位が 0 になるものを探す．
$6.70 + 0.30 = 7.00$

指数計算の確認をしよう．

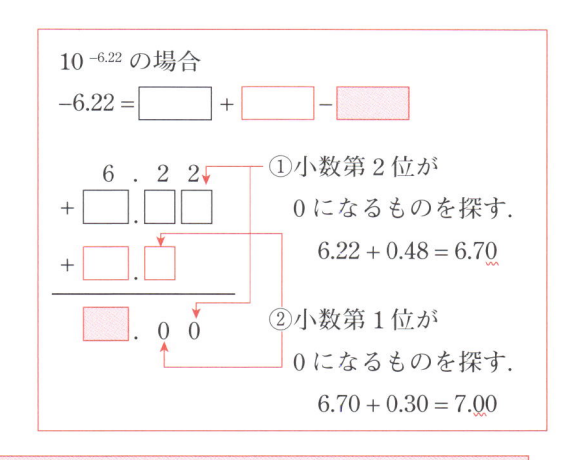

> **例題2** 次の計算をしなさい（指数公式の確認）．
> (1) $a^{-1} = \dfrac{1}{()}$ (2) $\dfrac{1}{a^{-3}} = ()$ (3) $\sqrt[3]{a^2} = a^{(-)}$ (4) $a^{-\frac{2}{5}} = ()$
> (5) $40 \times \left(\dfrac{1}{2}\right)^{\frac{1}{2}} = ()$ (6) $\dfrac{2 \times 10^{10}}{10^{-13}} = ()$ (7) $\left(\dfrac{1}{25}\right)^{-1} \div \left\{\left(-\dfrac{2}{3}\right)^0 \times \left(\dfrac{5}{2}\right)^2\right\}$

解 (1) a (2) a^3 (3) $\dfrac{2}{3}$ (4) $\dfrac{1}{\sqrt[5]{a^2}}$ (5) $20\sqrt{2}$ (6) 2×10^{23} (7) 4

例題3 ある条件において，Hixon–Crowellの立方根法則 $\sqrt[3]{W_0} - \sqrt[3]{W_t} = \alpha \cdot t$ が成立する．$W_0 = 1$ g, $\alpha = 0.05$ g$^{1/3}$·min^{-1}, $t = 6$ min のときの W_t [g] を求めよ．

> 言葉が難しく見えるだけ．とにかく代入してみよう．

確認事項

$\sqrt[3]{a}$ ：3乗すると a になる数

$\left(a^{\frac{1}{3}}\right)^3 = a^{\frac{1}{3} \times 3} = a \quad \therefore \sqrt[3]{a} = a^{\frac{1}{3}}$

解
$$\sqrt[3]{1} - \sqrt[3]{W_t} = 0.05 \times 6$$
$$1 - W_t^{\frac{1}{3}} = 0.3$$
$$0.7 = W_t^{\frac{1}{3}}$$
$$W_t = 0.7^3 = 0.343 \text{ g}$$

例題3が国家試験に出題されると以下のようになる．難しそうに見えるが，計算のやり方は同じである．

例題4

同一粒子径の球形粒子からなる粉体の溶解過程では，粒子が球形を保ちながら溶解しシンク条件が成り立っているものと仮定すると，

Hixon–Crowellの立方根法則　$\sqrt[3]{W_0} - \sqrt[3]{W_t} = \alpha \cdot t$

が成立する．ここで，W_0 と W_t は，初期および一定時間 t 経過後の粒子の質量，α は比例定数である．

上記の条件を満たす粉末医薬品1gの溶解性を調べたところ，試験開始から2分後には医薬品の27.1%が溶解し，$\alpha = 0.05$ g$^{\frac{1}{3}}$·min^{-1} と算出された．試験開始から6分後には医薬品の何%が溶解すると予想されるか．最も近い値を選べ．
(1) 34　　(2) 45　　(3) 56　　(4) 66　　(5) 73　　(6) 81

(第92回薬剤師国家試験問題)

解　$W_0 = 1$, $\alpha = 0.05$, $t = 6$ を代入　←未知数 W_t 以外を文面より数値化する．

$$1 - \sqrt[3]{W_t} = 0.05 \times 6$$
$$\sqrt[3]{W_t} = 0.7$$
$$W_t = 0.7^3 = 0.343 \quad \text{←残量}$$

溶解量は $1 - 0.343 = 0.657$　百分率に直すと65.7%なので(4)となる．

記号や数字が何を表しているかについての詳しい説明は薬学の講義で行われる．ここでは指数計算をしっかりマスターしていこう．

例題5 次の式において k_{OH} の値を求めよ．ただし，$2 = 10^{0.3}$ とする．

$$0.05 = k_{OH} \times 10^{-6.3}$$

解 $k_{OH} = 0.05 \times 10^{6.3} = 5 \times 10^{-2} \times 10^{6} \times 10^{0.3} = 5 \times 10^{4} \times 2 = 10 \times 10^{4} = 10^{5}$

例題6 次の式において P の値を求めよ．

$$0.01 = \frac{P}{1 + \dfrac{10^{-5}}{10^{-7}}}$$

解 $1 + \dfrac{10^{-5}}{10^{-7}} = 1 + 10^{2} = 101$ ∴ $P = 0.01 \times 101 = 1.01$

例題7 次の式を $a \times 10^{n}$ の形にせよ．ただし，$1 \leqq a < 10$，a は自然数，n は整数．

(1) $\dfrac{10^{-14}}{2 \times 10^{-8}}$ (2) $\dfrac{30}{60 \times 10^{3}}$ (3) $\dfrac{150}{5.0 \times 10^{-4}}$ (4) $\dfrac{0.05}{5 \times 10^{-7}}$

解

(1) $\dfrac{10^{-14}}{2 \times 10^{-8}} = 0.5 \times 10^{-6} = 5 \times 10^{-7}$ (2) $\dfrac{30}{60 \times 10^{3}} = 0.5 \times 10^{-3} = 5 \times 10^{-4}$

(3) $\dfrac{150}{5.0 \times 10^{-4}} = 30 \times 10^{4} = 3 \times 10^{5}$ (4) $\dfrac{0.05}{5 \times 10^{-7}} = 0.01 \times 10^{7} = 1 \times 10^{5}$

　薬学の計算問題では下記のような小数の乗除計算と 10^{n} を組み合わせた計算が使われる．式の成り立ちまでの説明は薬学の科目で行う．なお，(2)(4)のような小数の計算は電卓を使えばよいことだが，薬剤師国家試験には電卓は使えない．(3)(5)のような簡単な計算は余裕をもってできるようにしておくとよい．

(1) $[H^{+}] = \sqrt{K_{a}C} = \sqrt{1.8 \times 10^{-5} \times 0.22}$
$\qquad \fallingdotseq \sqrt{2 \times 10^{-5} \times 0.2} = \sqrt{2 \times 2 \times 10^{-6}} = 2 \times 10^{-3}$

(2) $K_{a} = \dfrac{[H^{+}][F^{-}]}{[HF]} = \dfrac{(7.80 \times 10^{-2}) \times (3.00 \times 10^{-3})}{1 - (7.80 \times 10^{-2} + 7.50 \times 10^{-2})} = \dfrac{23.4 \times 10^{-5}}{1 - 15.3 \times 10^{-2}} = \dfrac{23.4 \times 10^{-5}}{0.847} \fallingdotseq 2.763 \times 10^{-4}$

(3) $0.08 \times 1.5 \times 10^{-2} = 0.12 \times 10^{-2} = 1.2 \times 10^{-3}$

(4) $\dfrac{0.92}{4.58 \times 0.34} \times 10^{2} \fallingdotseq 0.59 \times 10^{2} = 59$

(5) $\sqrt{\dfrac{1.8 \times 10^{-5}}{0.08}} = \sqrt{22.5 \times 10^{-5}} = \sqrt{2.25 \times 10^{-4}} = 1.5 \times 10^{-2}$

演習問題

問1 $10^{0.30}=2, 10^{0.48}=3$ のとき,次の値を $a\times 10^{-n}$ で表しなさい.ただし,$1\leqq a<10$ とし,n は自然数とする.

(1) $10^{-6.70}=\boxed{}\times 10^{-7}$ (2) $10^{-6.04}=\boxed{}\times 10^{-7}$ (3) $10^{-7.92}=\boxed{}\times 10^{-8}$

問2 次の計算をしなさい(誤りやすい問題なので符号⇒数⇒文字の順で落ち着いて計算しよう).

(1) $(-a^3)^2\times(-3a^3)^3\div(-2a)^4$ (2) $(-2ab^3)^3\times(3a^3b)\div(-5ab)^2$

(3) $(-a^3)^2\div(2a^3)^3\div(-3a)^3$ (4) $-a^3\div\left\{\left(-a^{\frac{1}{2}}\right)^3\div(-2a^2)^2\right\}$

問3 次の値を,指数を用いず,整数・分数で表せ.

(1) $(5^2\times 2^{-1})^3\times(5^{-3})^2$ (2) $\sqrt[3]{-4}\sqrt[3]{54}$ (3) $\dfrac{\sqrt{112}}{\sqrt{7}}$ (4) $\left(8^{\frac{1}{2}}\times 4^{\frac{1}{4}}\right)^{\frac{1}{2}}\div\left(4^{-\frac{3}{4}}\right)^{\frac{2}{3}}$

(5) $\left(\sqrt[3]{2}-\sqrt[3]{16}\right)^3\times\left\{\left(\dfrac{9}{4}\right)^{\frac{2}{3}}\right\}^{\frac{3}{4}}$ (6) $0.006\times 10^4\times\sqrt[3]{81}\times\dfrac{1}{\sqrt{16}}\times\dfrac{1}{\sqrt[3]{3}}$

問4 次の式を小数第2位まで,表しなさい.

(1) $40\times\left(\dfrac{1}{2}\right)^{\frac{1}{2}}$ (ただし,$\sqrt{2}=1.414$) (2) $90\times 3^{-\frac{3}{2}}$ (ただし,$\sqrt{3}=1.732$)

問5 $a\times 10^n$ ($1\leqq a<10$, a, n は自然数) の形に直しなさい.

(1) $\dfrac{1}{10^{-3}}$ (2) $\dfrac{6}{2\times 10^{-5}}$ (3) $\dfrac{2\times 10^{10}}{10^{-13}}$ (4) $\left(\dfrac{1}{5}\right)^{-1}\times\left(\dfrac{1}{3}\right)^0\div 2^{-3}$

問6 次の方程式を解け.

(1) $\sqrt{16}-\sqrt{x}=2$ (2) $\sqrt[3]{-8}+\sqrt[3]{W}=3$ (3) $1-\sqrt[3]{W_t}=0.05\times 6$

問7 次の式の近似値を $a\times 10^n$ ($1\leqq a<10$, a は自然数,n は整数) の形にしなさい.

(1) $\sqrt{3.9\times 10^{-7}\times 41}$ (ヒント:$39\times 41\fallingdotseq 40\times 40$) (2) $\dfrac{1}{2.5\times 10^{-4}\times 0.1}$

(3) $\dfrac{52.5\times 1.0\times 10^{-6}}{9.2\times 10^{-6}+1.3\times 10^{-6}}$ (4) $\dfrac{1.0\times 10^{-14}}{2.0\times 10^{-3}}$ (5) $\sqrt{\dfrac{1.8\times 10^{-5}}{0.02}}$

第3章 対数関数

対数の計算や理論は，薬物が体内に入ったときの，吸収・排泄の際の濃度の経時変化や化学でpHなど薬学全般でよく使われる．ここでは，対数の基本的な計算処理能力を身につけるとともに，対数のさまざまな性質や理論を理解しよう．

3.1 対数とその性質

1. 対数の定義

$a > 0$, $a \neq 1$ の実数 a と任意の正の数 M があるとき，$a^p = M$ となる実数 p がただ1つ定まる．このことは，図3–1の指数関数 $y = a^x$ のグラフから明らかである．

この p を，$p = \log_a M$ と表し，a を底とする M の対数という．

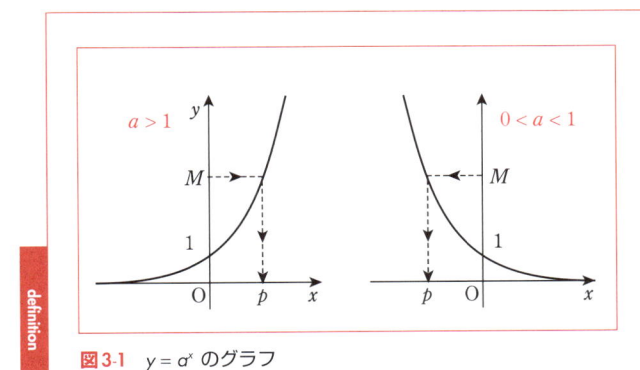

$a^p = M \Leftrightarrow p = \log_a M$

a：底　　M：真数

p：a を底とする M の対数

図3-1 $y = a^x$ のグラフ

2. 対数の計算でよく使われる値

対数の計算をするときよく使われる値をまとめると次のようになる．

(1) $\log_a a = 1$　　(2) $\log_a 1 = 0$　　(3) $a^{\log_a x} = x$

(1)は $a^1 = a$ より明らか．(2)は $a^0 = 1$ より明らか．

(3) $\log_a x = p$ とおくと，対数の定義より，$a^p = x$ である．この式の p に $p = \log_a x$ を代入すると，$a^{\log_a x} = x$ となる．

3．対数の性質と底の変換公式

(1) $\log_a MN = \log_a M + \log_a N$

(2) $\log_a \dfrac{M}{N} = \log_a M - \log_a N$

(3) $\log_a M^r = r\log_a M$

(4) $\log_a b = \dfrac{\log_c b}{\log_c a}$ $(c > 0,\ c \neq 1)$

(1) $\log_a M = x,\ \log_a N = y$ とおくと，$M = a^x,\ N = a^y$ となるから
$$MN = a^x \cdot a^y = a^{x+y} \quad MN = a^{x+y} \text{ は対数の定義より,}$$
$$x + y = \log_a MN \quad \therefore \quad \log_a MN = \log_a M + \log_a N$$

(4) $\log_a b = x$ とおくと，対数の定義より $b = a^x$
c を底とする両辺の対数をとると
$$\log_c b = \log_c a^x = x\log_c a \quad \text{よって } x\log_c a = \log_c b \text{ となり}$$
底の条件から，$a \neq 1,\ \log_c a \neq 0 \quad x = \dfrac{\log_c b}{\log_c a} \quad \therefore \quad \log_a b = \dfrac{\log_c b}{\log_c a}$

例

(1) $2^3 = 8 \Leftrightarrow \log_2 8 = 3$ (2) $3^{-2} = \dfrac{1}{9} \Leftrightarrow \log_3 \dfrac{1}{9} = -2$

例題1 次の等式を満たす x を求めよ．

(1) $\log_3 x = -3$ (2) $\log_x \sqrt[3]{32} = \dfrac{5}{3}$

解 (1) 対数の定義より，$x = 3^{-3} = \dfrac{1}{27}$

(2) 同様にして $\sqrt[3]{32} = x^{\frac{5}{3}} \quad x^{\frac{5}{3}} = 2^{\frac{5}{3}} \quad x = 2$

例題2 次の対数の値を求めよ．

(1) $\log_3 27$ (2) $\log_{0.1} 0.00001$ (3) $\log_{\sqrt{2}} \dfrac{1}{4}$ (4) $\log_{0.2} 25$

解 (1) $\log_3 27 = \log_3 3^3 = 3\log_3 3 = 3$

(2) $\log_{0.1} 0.00001 = \log_{0.1}(0.1)^5 = 5$

(3) $\log_{\sqrt{2}} \dfrac{1}{4} = \log_{\sqrt{2}} 4^{-1} = -\log_{\sqrt{2}} 4 = -\log_{\sqrt{2}}\left(\sqrt{2}\right)^4 = -4$

(4) $\log_{0.2} 25 = \log_{\frac{1}{5}} 25 = \log_{5^{-1}} 5^2 = \log_{5^{-1}}(5^{-1})^{-2} = -2$

コラム①：実数の掛け算——対数を用いて工夫——

正の実数の集合を A，常用対数（底を10とする対数）の集合を B とするとき A から B への下記のような対応 f を考える．このとき，この対応 f は，明らかに上への1対1の対応（すべての点にダブリのない対応がついているもの）であるから，B から A への逆対応 f^{-1} が存在して次のようになる．

$$f: x \to \log x \quad \text{つまり} \quad f(x) = \log x \qquad f^{-1}: \log x \to x \quad \text{つまり} \quad f^{-1}(\log x) = x$$

このとき対応 f は対数の次の性質をもつ．

(1) $f(xy) = f(x) + f(y)$

(2) $f\left(\dfrac{x}{y}\right) = f(x) - f(y)$

(3) $f(x^r) = rf(x)$ （r は実数）

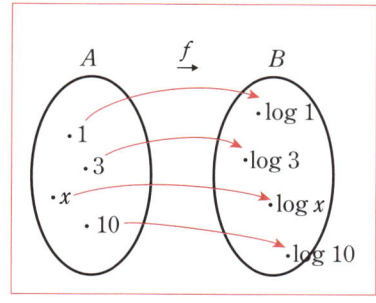

図32 実数と対数の連絡
$a^x = y \iff x = \log y$

この変換 f および f^{-1} を利用すれば，集合 A の中での掛け算 7280×31.6 は，変換 f で集合 B に写し，B で計算し，その結果を f^{-1} で A に戻せばよいことになる．つまり，掛け算は足し算をすることですむ．具体例をあげれば，次のとおりである．

集合 A での 7280×31.6 の計算を集合 B で計算してその結果を A に戻してみる．

〈1〉7280×31.6 を対応 f で集合 B に写す．$f(7280 \times 31.6)$

〈2〉集合 B での計算処理（対応 f の性質(1), (3)と対数表を用いて）

$$\begin{aligned}
f(7280 \times 31.6) &= f(7280) + f(31.6) = f(7.28 \times 10^3) + f(3.16 \times 10) \\
&= f(7.28) + f(10^3) + f(3.16) + f(10) \\
&= f(7.28) + f(3.16) + 3f(10) + f(10) = f(7.28) + f(3.16) + 4f(10) \\
&= 0.8621 + 0.4997 + 4 = 5 + 0.3618 \\
&\fallingdotseq \log 10^5 + \log 2.30 = \log 2.30 \times 10^5 = f(2.30 \times 10^5)
\end{aligned}$$

$$\begin{pmatrix} f(7.28) = \log 7.28 = 0.8621, \quad f(3.16) = 0.4779, \quad f(10) = \log 10 = 1 \\ 0.3617 \fallingdotseq \log 2.30 \end{pmatrix}$$

〈3〉集合 B での計算結果を対応 f^{-1} で集合 A へ戻す．

したがって，
$$f^{-1}(\log(2.30 \times 10^5)) = 2.30 \times 10^5$$

となるが，f^{-1} の定義から
$$f^{-1}(\log(2.30 \times 10^5)) = 7280 \times 31.6 \qquad \therefore \quad 7280 \times 31.6 \fallingdotseq 2.30 \times 10^5$$

実際に，$7280 \times 31.6 = 230048$ となるので，集合 B で，ほぼ正確にできる．（p.31へ続く）

演習問題

問1 $a^p = M$ の形の等式は $\log_a M = p$ の形で，$\log_a M = p$ の形の等式は $a^p = M$ の形で書きなさい．

(1) $8 = 16^{\frac{3}{4}}$ (2) $1 = 7^0$ (3) $\log_4 16 = 2$ (4) $\log_3 729 = 6$ (5) $\log_{\sqrt{2}} 4 = 4$

問2 次の等式を満たす x を求めよ．

(1) $\log_x 3 = \dfrac{1}{2}$ (2) $\log_{10} x = -3$

問3 次の対数の値を求めよ．

(1) $\log_9 81$ (2) $\log_3 243$ (3) $\log_{\sqrt{3}} 3$
(4) $\log_4 0.25$ (5) $\log_7 \sqrt[3]{49}$ (6) $\log_5 0.04$

問4 $\log_a \dfrac{M}{N} = \log_a M - \log_a N$ が成立することを証明せよ．

問5 $\log_a M^r = r \log_a M$ が成立することを証明せよ．

問6 $\log_a M = \log_a N$ が成立するとき，$M = N$ であることを示せ．

3.2 対数計算(1)

演習問題をこなして，対数の計算力を高めよう．

1. 対数の基本性質の確認

対数の計算の際によく使われる値は，底と真数の値が等しいときは対数の値は 1，真数が 1 ならば，底が何であっても対数の値は 0 である．それと「$a^{\log_a x} = x$」も必要に応じて使われる．

また，対数の大きな特徴は，下記のように，真数の積は和に，真数の商は分子から分母の対数を引く差になることである．

> (1) $\log_a MN = \log_a M + \log_a N$ (2) $\log_a \dfrac{M}{N} = \log_a M - \log_a N$
>
> (3) $\log_a M^r = r\log_a M$ (4) $\log_a b = \dfrac{\log_c b}{\log_c a}$ （底の変換公式）

2. 常用対数・自然対数の表示

対数の様々な問題を扱うとき，底が 10 である常用対数と底が e である自然対数は，底を省略して次のように表す．

常用対数 $\log_{10} x$ を $\log x$ と表す．自然対数 $\log_e x$ を $\ln x$ で表す．常用対数と自然対数の間には，底の変換公式を使うと $\ln x = 2.303 \log x$ が成立することがわかる．したがって $\ln e = 1$, $\ln 1 = 0$, $e^{\ln x} = x$ などは，当然成り立つ．

> $\ln e = 1$, $\ln 1 = 0$, $e^{\ln x} = x$

さらに，下記の式も成立することが容易にわかる．

> $\ln MN = \ln M + \ln N$, $\ln \dfrac{M}{N} = \ln M - \ln N$, $\ln M^r = r \cdot \ln M$
>
> 常用対数と自然対数の関係　$\ln x = 2.303 \log x$

指数関数 $y = e^x$ において，x の部分が長くなったり，複雑なときは，exp (exponential function) を使った表示もされる．

たとえば，$e^{ax+b} = \exp(ax+b)$ と表される．

> **例題 1**　次の計算をせよ．
> (1) $\log_6 4 + 2\log_6 3$ (2) $\log_2 24 - \log_4 36$
> (3) $\log_5 20 + \log_5 100 - 2\log_5 4$ (4) $(\log_2 9 + \log_4 3)(\log_3 2 + \log_9 4)$

解

(1) $\log_6 4 + 2\log_6 3 = \log_6 4 + \log_6 3^2 = \log_6 4 \cdot 9 = \log_6 6^2 = 2\log_6 6 = 2$

(2) $\log_2 24 - \log_4 36$

$= \log_2 24 - \dfrac{\log_2 36}{\log_2 4} = \log_2 24 - \dfrac{1}{2}\log_2 36$

$= \log_2 24 - \dfrac{1}{2}\log_2 6^2 = \log_2 24 - \log_2 6 = \log_2 \dfrac{24}{6} = \log_2 4$

$= \log_2 2^2 = 2\log_2 2 = 2$

(3) $\log_5 20 + \log_5 100 - 2\log_5 4$

$= \log_5 20 + \log_5 100 - \log_5 4^2 = \log_5 \dfrac{20 \cdot 100}{4^2}$

$= \log_5 5 \cdot 25 = \log_5 5^3 = 3$

(4) $(\log_2 9 + \log_4 3)(\log_3 2 + \log_9 4)$

$= \left(\log_2 3^2 + \dfrac{\log_2 3}{\log_2 4}\right)\left(\dfrac{\log_2 2}{\log_2 3} + \dfrac{\log_2 4}{\log_2 9}\right)$

$= \left(2\log_2 3 + \dfrac{1}{2}\log_2 3\right)\left(\dfrac{1}{\log_2 3} + \dfrac{2}{2\log_2 3}\right)$

$= \dfrac{5\log_2 3}{2} \times \dfrac{2}{\log_2 3} = 5$

別解

$\left(\dfrac{\log 9}{\log 2} + \dfrac{\log 3}{\log 4}\right)\left(\dfrac{\log 2}{\log 3} + \dfrac{\log 4}{\log 9}\right)$

$= \left(\dfrac{2\log 3}{\log 2} + \dfrac{\log 3}{2\log 2}\right)\left(\dfrac{\log 2}{\log 3} + \dfrac{2\log 2}{2\log 3}\right)$

$= \dfrac{5\log 3}{2\log 2} \times \dfrac{2\log 2}{\log 3} = 5$

例題2 $a^{\log_a x} = x$ が成り立つことを用いて，次の値を求めよ．

(1) $25^{\log_5 8}$ (2) $\sqrt{2}^{\,3\log_2 5}$ (3) $9^{\log_{\frac{1}{3}} 10}$

解

(1) $25^{\log_5 8} = (5^2)^{\log_5 8} = 5^{2\log_5 8} = 5^{\log_5 8^2} = 8^2 = 64$

(2) $\sqrt{2}^{\,3\log_2 5} = \left(2^{\frac{1}{2}}\right)^{3\log_2 5} = 2^{\frac{3}{2}\log_2 5} = 2^{\log_2 5^{\frac{3}{2}}} = 5^{\frac{3}{2}} = \sqrt{5^3} = 5\sqrt{5}$

(3) $\log_{\frac{1}{3}} 10 = \dfrac{\log_3 10}{\log_3 \frac{1}{3}} = \dfrac{\log_3 10}{\log_3 3^{-1}} = -\log_3 10 = \log_3 10^{-1}$ だから

$9^{\log_{\frac{1}{3}} 10} = (3^2)^{\log_3 10^{-1}} = 3^{2\log_3 10^{-1}} = 3^{\log_3 10^{-2}} = 10^{-2} = \dfrac{1}{100}$

別解 (3) $9^{\log_{\frac{1}{3}} 10} = \{(3^{-1})^{-2}\}^{\log_{\frac{1}{3}} 10} = \left(\dfrac{1}{3}\right)^{-2\log_{\frac{1}{3}} 10} = \left(\dfrac{1}{3}\right)^{\log_{\frac{1}{3}} 10^{-2}}$

$= 10^{-2} = \dfrac{1}{100}$

例題3 p を実数とするとき，$\log_a b = \log_{a^p} b^p$ が成立することを示し，$\log_{\sqrt[3]{5}} 125$ の値を求めよ．

解

$$\log_{a^p} b^p = \frac{\log_a b^p}{\log_a a^p} = \frac{p \log_a b}{p \log_a a} = \log_a b$$

$$\log_{\sqrt[3]{5}} 125 = \log_{(\sqrt[3]{5})^3} 125^3 = \log_5 (5^3)^3 = \log_5 5^9 = 9$$

この例題の解法を用いると，例題1の(2)は以下のように解答できる．

$$\log_2 24 - \log_4 36 = \log_2 24 - \log_{2^2} 6^2 = \log_2 24 - \log_2 6 = \log_2 \frac{24}{6} = \log_2 4 = 2$$

例題4 次の値を求めよ．
(1) $\exp(\ln 2)$ (2) $\exp(\ln 3x)$

解

(1) $\exp(\ln 2) = e^{\ln 2} = e^{\log_e 2} = 2$
(2) $\exp(\ln 3x) = e^{\ln 3x} = e^{\log_e 3x} = 3x$

例題5 $\ln C = \ln C_0 - kt$ の底を10に変換して，$\log C = \log C_0 - \dfrac{kt}{2.303}$ となることを示せ．ただし，$\log e = 0.4343$ とする．

解

$$\frac{\log C}{\log e} = \frac{\log C_0}{\log e} - kt$$

$$\log C = \log C_0 - kt \log e$$

$$\log C = \log C_0 - kt \cdot 0.4343 = \log C_0 - kt \cdot \frac{0.4343}{1}$$
$$= \log C_0 - kt \cdot \frac{4343}{10000} = \log C_0 - kt \cdot \frac{1}{\frac{10000}{4343}} = \log C_0 - \frac{kt}{2.303}$$

演習問題

問1 次の計算をせよ.

(1) $\log_6 \dfrac{9}{2} + \log_6 8$ 　　(2) $\log_5 250 - \log_5 2$ 　　(3) $6\log_3 \sqrt{6} - \log_3 8$

(4) $\log_3 4 \cdot \log_8 81$ 　　(5) $\log_2 8 - \log_2 \dfrac{3}{4} + \log_2 6$ 　　(6) $\log_{10} 150 + 2\log_{10} 3 - \log_{10} 135$

(7) $(\log_2 3 + \log_{16} 9)(\log_3 4 + \log_9 16)$ 　　(8) $\log_3 15 \cdot \log_5 15 - (\log_3 5 + \log_5 3)$

問2 次の値を求めよ.

(1) $5^{\frac{1}{2}\log_5 4}$ 　　(2) $8^{\log_{\frac{1}{2}} 5}$ 　　(3) $9^{\log_{\sqrt{3}} 2}$ 　　(4) $\log_{\sqrt[5]{2}} 4$ 　　(5) $\log_{\sqrt[6]{3}} \dfrac{1}{\sqrt{243}}$

問3 $\exp(\ln 5)$, $\exp(\ln x^2)$ を計算せよ.

問4 次の等式を証明せよ. ただし, a, b, c を1でない正の数とする.

(1) $\log_a b \cdot \log_b a = 1$ 　　(2) $\log_a b \cdot \log_b c \cdot \log_c a = 1$

問5 $t_{1/2} = \dfrac{\ln 2}{k}$ の底を10に変換して, $t_{1/2} = \dfrac{0.693}{k}$ となることを示せ. ただし $\log 2 = 0.3010$, $\log e = 0.4343$ とする.

問6 対数表を用いずに, $\dfrac{3}{7} < \log 3 < \dfrac{1}{2}$ となることを証明せよ.

問7 $C = C_0 e^{-kt}$, $t_{1/2} = \dfrac{\ln 2}{k}$ のとき, $C = C_0 \left(\dfrac{1}{2}\right)^{\frac{t}{t_{1/2}}}$ が成り立つことを証明せよ.

3.3 対数計算(2)

さまざまな演習問題をこなして，対数の計算力を高めよう．

> **例題1** $\log 2 = a$, $\log 3 = b$ とするとき，次の値を a, b で表せ．
> (1) $\log 12$ (2) $\log 3\sqrt{2}$ (3) $\log 5$

解

(1) $\log 12 = \log 2^2 \cdot 3 = 2\log 2 + \log 3 = 2a + b$

(2) $\log 3\sqrt{2} = \log 3 \cdot 2^{\frac{1}{2}} = \frac{1}{2}\log 2 + \log 3 = \frac{a}{2} + b$

(3) $\log 5 = \log \frac{10}{2} = \log 10 - \log 2 = 1 - a$

> **例題2** $\log 2 = 0.3$, $\log 3 = 0.5$ とするとき，次の値を求めよ．$\ln x = 2.3 \log x$ とする．
> (1) $\log \frac{9}{8}$ (2) $\log 1.8$ (3) $\log \sqrt{15}$ (4) $e^{-\ln 2}$ (5) $e^{\frac{3}{2}\ln 2}$ (6) $\ln 0.0054$

解

(1) $\log \frac{9}{8} = \log 3^2 - \log 2^3 = 2\log 3 - 3\log 2 = 2 \cdot 0.5 - 3 \cdot 0.3 = 0.1$

(2) $\log 1.8 = \log \frac{18}{10} = \log 2 \cdot 3^2 - \log 10 = \log 2 + 2 \cdot \log 3 - 1 = 0.3$

(3) $\log \sqrt{15} = \frac{1}{2}\log \frac{30}{2} = \frac{1}{2}(\log 3 + \log 10 - \log 2) = \frac{1}{2} \cdot 1.2 = 0.6$

(4) $e^{-\ln 2} = e^{\ln 2^{-1}} = 2^{-1} = \frac{1}{2}$

(5) $e^{\frac{3}{2}\ln 2} = e^{\ln 2^{\frac{3}{2}}} = 2^{\frac{3}{2}} = \left(\sqrt{2}\right)^3 = 2\sqrt{2}$

(6) $\ln 0.0054 = 2.3 \log 0.0054 = 2.3 \log(2 \times 3^3 \times 10^{-4}) = 2.3(\log 2 + 3\log 3 - 4)$
 $= 2.3(0.3 + 1.5 - 4) = -5.06$

> **例題3** $\log 2 = 0.3$, $\log 3 = 0.5$ とするとき，次の問に答えよ．
> (1) $10^{1.3}$, $10^{-2.1}$, $\left(\sqrt{10}\right)^{2.2}$ のそれぞれの値を求めよ．
> (2) $10^A = 2$, $10^B = 6$ のとき, $A + B$, AB, $\frac{A}{B}$ の値を求めよ．

解

$\log 2 = 0.3 \Leftrightarrow 10^{0.3} = 2$, $\log 3 = 0.5 \Leftrightarrow 10^{0.5} = 3$ であるから

(1) $10^{1.3} = 10^{1+0.3} = 10^1 \times 10^{0.3} = 2 \times 10 = 20$

$10^{-2.1} = 10^{-3+0.9} = 10^{-3} \times (10^{0.3})^3 = 10^{-3} \times 2^3 = 8 \times 10^{-3}$

解1 $\left(\sqrt{10}\right)^{2.2} = \left(10^{\frac{1}{2}}\right)^{2.2} = 10^{1.1} = 10^{0.6+0.5} = (10^{0.3})^2 \times 10^{0.5} = 4 \times 3 = 12$

解2 $\left(\sqrt{10}\right)^{2.2} = \left(10^{\frac{1}{2}}\right)^{2.2} = 10^{1.1} = 10^{2-3\cdot 0.3} = 10^2 \div (10^{0.3})^3 = \dfrac{100}{8} = 12.5$

> この問題では，$\log 2 = 0.3$，$\log 3 = 0.5$としているので，この時点で近似値を使っている．そのために計算方法が異なると正解に誤差が出る．$\left(\sqrt{10}\right)^{2.2}$の解が異なるのはこの理由による．

(2) $10^A = 2 \Leftrightarrow A = \log 2 = 0.3$
$10^B = 6 \Leftrightarrow B = \log 6 = \log 2 + \log 3 = 0.8$ であるから
$A + B = 0.3 + 0.8 = 1.1$
$AB = 0.3 \cdot 0.8 = 0.24$
$\dfrac{A}{B} = \dfrac{0.3}{0.8} = \dfrac{3}{8}$

例題4 m, nを2以上の自然数とし，$a = 10^m$，$b = 10^n$ とする．このとき，$\log \dfrac{b}{a} = \dfrac{\log b}{\log a}$ が成立するような m, n を求めよ．

解 $\log \dfrac{b}{a} = \log \dfrac{10^n}{10^m} = \log 10^{n-m} = n - m$ ……①

$\dfrac{\log b}{\log a} = \dfrac{\log 10^n}{\log 10^m} = \dfrac{n}{m}$ ……②

①，②式より $n - m = \dfrac{n}{m}$ すなわち，$m(n - m) = n$
$mn - m^2 - n = 0$
$mn - m^2 - n + 1 = 1$
$n(m - 1) - (m - 1)(m + 1) = 1$
$(m - 1)(n - m - 1) = 1$ ……③

m, nは2以上の自然数であるから，$m - 1$ が自然数で $n - m - 1$ は整数である．
よって③より $m - 1 = 1$ かつ $n - m - 1 = 1$ となる．
∴ $m = 2, \ n = 4$

コラム②：実数の割り算——対数を用いて工夫——

（3.1節，p.23の続き）

　集合Aの中での割り算$986 \div 0.382$計算を集合Bの中で行って，結果を集合Aに戻してみよう．

⟨1⟩　$986 \div 0.382 = \dfrac{986}{0.382}$ を対応fで集合Bに写す．$f\left(\dfrac{986}{0.382}\right)$

⟨2⟩　集合Bでの計算処理（対応fの1，2，3と対数表（p.135参照）を用いて）

$$f\left(\dfrac{986}{0.382}\right) = f(986) - f(0.382) = f(9.86 \times 10^2) - f(3.82 \times 10^{-1})$$
$$= f(9.86) + f(10^2) - \{f(3.82) + f(10^{-1})\}$$
$$= f(9.86) - f(3.82) + 2f(10) - \{-f(10)\} = f(9.86) - f(3.82) + 3f(10)$$
$$= 0.9939 - 0.5821 + 3 = 3 + 0.4118$$
$$\fallingdotseq \log 10^3 + \log 2.58 = \log(2.58 \times 10^3)$$

$f(9.86) = \log 9.86 = 0.9939,\ f(3.82) = \log 3.82 = 0.5821,\ f(10) = 1$

$0.4116 \fallingdotseq \log 2.58$

⟨3⟩　集合Bでの計算結果を対応f^{-1}で集合Aへ戻す．

したがって，$f^{-1}(\log(2.58 \times 10^3)) = 2.58 \times 10^3$ となるが，f^{-1}の定数から

$$f^{-1}(\log(2.58 \times 10^3)) = \dfrac{986}{0.382} = 986 \div 0.382$$

$\therefore\ 986 \div 0.382 = 2.58 \times 10^3$

実際に，$986 \div 0.382 = 2581.1518$ となるので，集合Bで，ほぼ正確にできる．

演習問題

問1 $\log 2 = a$, $\log 3 = b$ とするとき，次の値を a, b で表せ．ただし，$\ln x = 2.3 \log x$ とする．

(1) $\log 108$ (2) $\log \dfrac{1}{72}$ (3) $\log \sqrt{0.3}$ (4) $\log_{24} 5$ (5) $\ln 12$ (6) $\ln \sqrt[4]{54}$

問2 $\log 2 = 0.3$, $\log 3 = 0.5$ のとき，次の値を求めよ．
ただし，$\ln x = 2.3 \log x$ とする．

(1) $\log 20$ (2) $\log \dfrac{9}{4}$ (3) $\log \sqrt{64}$ (4) $\log 2400$ (5) $\log 0.008$

(6) $\log_{75} 24$ (7) $\ln 0.0000012$ (8) $\ln 2500$

問3 次の値を求めよ．ただし，$\log 2 = 0.3$, $\log 3 = 0.5$ とする．

(1) $10^{2.4}$ (2) $10^{-0.8}$

問4 $10^A = 12$, $10^B = 8$ とするとき，$A+B, A-B, AB, A/B$ を求めよ．ただし，$\log 2 = 0.3$, $\log 3 = 0.5$ とする．

問5 次の値を求めよ．

(1) $2^{\log_2 x}$ (2) $10^{\log 5}$ (3) $e^{\ln 8}$ (4) $e^{-\frac{2}{3}\ln 5}$ (5) $e^{-7\ln 2}$

問6 $\log 2 = 0.30$, $\log 3 = 0.48$, $\log 7 = 0.85$ とするとき，次の値を求めよ．
$\log 4$, $\log 5$, $\log 6$, $\log 8$, $\log 9$

問7 $\log 2 = 0.30$, $\log 3 = 0.48$ とするとき，次の問いに答えよ．
(1) $\log 50$ を求めよ．
(2) 対数表を使わないで，$0.84 < \log 7 < 0.85$ となることを示せ．

問8 $\log 2 = 0.30$, $\log 3 = 0.48$ とするとき，次の問いに答えよ．
(1) $\log 18$ の値を求めよ．
(2) $\log 19$ の値を小数第 2 位を四捨五入して求めよ．

第4章 対数の応用

この章では，前章で学んだ対数の基礎知識をもとに，水素イオン指数，酸の電離定数，塩基の電離定数や薬物の濃度経時変化を扱う際の半減期をテーマとした計算法などにチャレンジしてみよう．複雑そうに見える計算処理も，基本事項の確実な修得と繰り返し問題に取り組むことで解決することができる．

4.1 対数関数のグラフ

1. 対数関数のグラフ

指数関数 $y = a^x$ と対数関数 $y = \log_a x$ は，対数の定義から互いに逆関数の関係にあることがわかる．逆関数である2つの関数のグラフは直線 $y = x$ について対称であるから，図4-1のようになる．

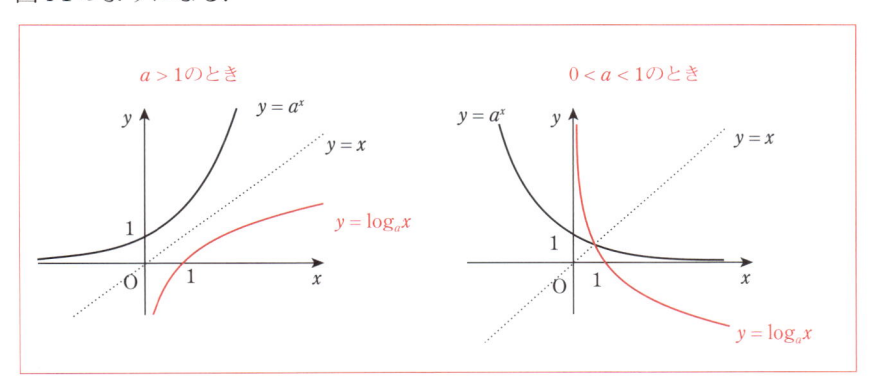

図4-1 $y = a^x$ と $y = \log_a x$ のグラフ

2. 実数直線と対数直線

直線上に原点Oをとり，原点から等しい間隔で実数1, 2, 3, …に対応する点をとって，それらに1, 2, 3, …の目盛りをつけた数直線をここでは実数直線と呼ぶ．また，原点から，常用対数の値だけ離れた点に，その数を目盛った直線を対数直線と呼ぶ．図4-2に示したとおりである．

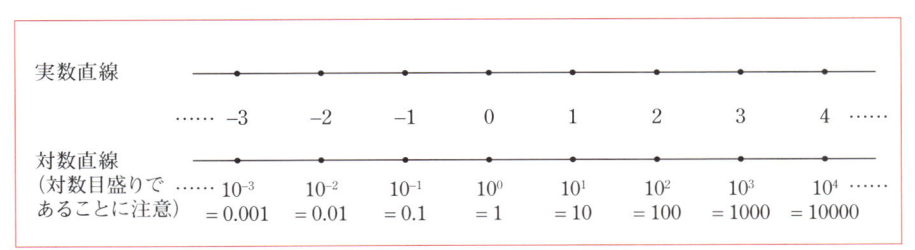

実数直線	……	−3	−2	−1	0	1	2	3	4	……
対数直線（対数目盛りであることに注意）	……	10^{-3} = 0.001	10^{-2} = 0.01	10^{-1} = 0.1	10^0 = 1	10^1 = 10	10^2 = 100	10^3 = 1000	10^4 = 10000	……

図4-2 実数直線と対数直線

横軸に実数目盛り，縦軸に対数目盛りを用いたグラフ用紙を片対数（半対数）グラフ用紙という．

$y = 10^x$ のグラフを，縦軸，横軸とも実数目盛りで描いたグラフと横軸は実数目盛り，縦軸は対数目盛りで描いたグラフは図4-3のようになる．

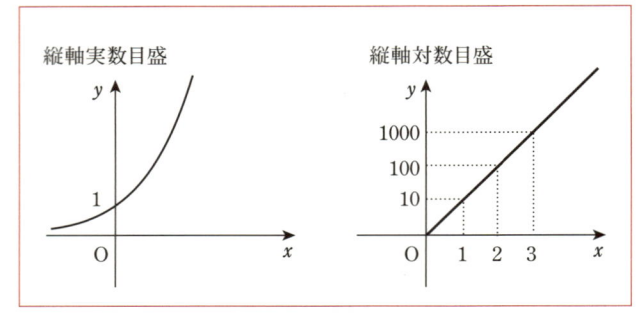

図4-3 実数目盛りと対数目盛りで見る $y = 10^x$ のグラフ

例題1 次の関数のグラフを描け．
(1) $y = 2 \cdot 3^x$ (2) $y = 2 \cdot 3^x$ の片対数グラフ (3) $y = \log_2(x-3)$

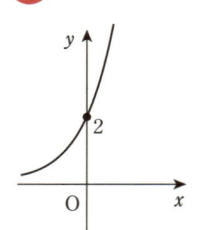

解

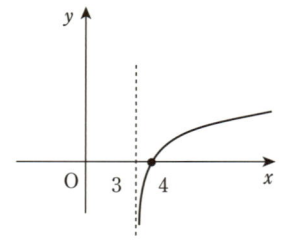

図4-4 $y = 2 \cdot 3^x$ のグラフ **図4-5** $y = 2 \cdot 3^x$ の片対数グラフ **図4-6** $y = \log_2(x-3)$ のグラフ

例題2 $y = (\log_3 3x)\left(\log_3 \dfrac{x}{27}\right)$ $(1 \leqq x \leqq 27)$ ……①

の最大値，最小値を求めよ．

解 $y = (\log_3 x + \log_3 3)(\log_3 x - \log_3 27) = (\log_3 x + 1)(\log_3 x - 3)$ と変形できるから，
①式は $t = \log_3 x$ とおくと，
$$y = (t+1)(t-3) \quad \cdots\cdots ②$$
となる．
このとき，$1 \leqq x \leqq 27$ で，$t = \log_3 x$ ……③ は単調増加関数であるから（図4-7参照）
$$\log_3 1 \leqq \log_3 x \leqq \log_3 27 \quad \therefore \quad 0 \leqq t \leqq 3$$
よって，②，③式のグラフより，y の最大・最小値を，$0 \leqq t \leqq 3$ の範囲で求めればよい．
②式は，
$$y = (t+1)(t-3)$$
$$= t^2 - 2t - 3$$
$$= t^2 - 2t + 1^2 - 1^2 - 3 = (t-1)^2 - 4$$
と変形できるから，グラフは図4-8のようになる．

よって　最大値 0（$x = 27$ のとき）
　　　　最小値 −4（$x = 3$ のとき）

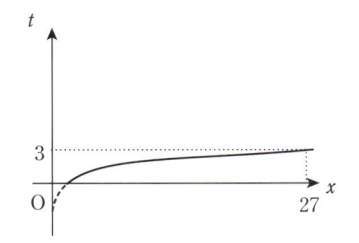

図 4-7　$t = \log_3 x$ とおいて t の範囲を考える

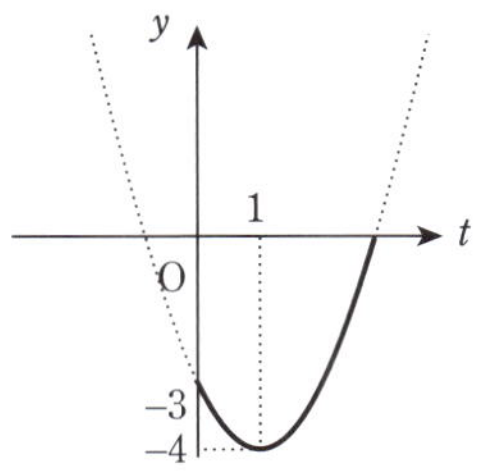

図 4-8　$y = (t - 1)^2 - 4$ のグラフ

薬学では，対数を扱った式をグラフで表すことことがよくある．実際に，いくつかを表示してみよう．

> **例題 3**　次の式の関係を，与えられた座標軸をもとにグラフにしなさい．
>
> (1)　$\log t_{1/2} = -\log k - \log C_0$
>
> (2 次反応の半減期と初濃度の関係 $t_{1/2} = \dfrac{1}{kC_0}$ の両辺の常用対数をとると出てくる)
>
> 横軸：$\log C_0$，縦軸：$\log t_{1/2}$
>
> (2)　$\ln C = \ln C_0 - kt$
>
> (1 次反応の濃度の経時変化を示す式　$C = C_0 e^{-kt}$　の両辺の自然対数をとると出てくる)
>
> 横軸：t，縦軸：$\ln C$
>
> (3)　$\log C = \log C_0 - \dfrac{kt}{2.303}$
>
> ((2) の対数の底を e から 10 に変えた式)
>
> 横軸：t，縦軸：$\log C$

解

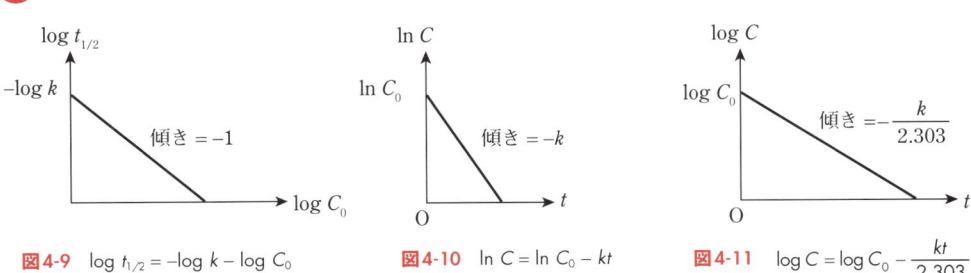

図 4-9　$\log t_{1/2} = -\log k - \log C_0$

図 4-10　$\ln C = \ln C_0 - kt$

図 4-11　$\log C = \log C_0 - \dfrac{kt}{2.303}$

ちなみに，例題 3 の (1)，(2) の式は次のような計算の結果として得られる．

(1)　$t_{1/2} = \dfrac{1}{kC_0}$　より，

$$\log t_{1/2} = \log \frac{1}{kC_0}$$
$$= \log 1 - (\log k + \log C_0)$$
$$= -\log k - \log C_0$$

(2) $C = C_0 e^{-kt}$ の両辺の自然対数をとって $\ln C = \ln C_0 e^{-kt}$

よって $\ln C = \ln C_0 + \ln e^{-kt} = \ln C_0 - kt \cdot \ln e = \ln C_0 - kt$

(3)については，p.27 例題 5 を参照．

演習問題

問 1 指数関数 $y = 3^x$ について
 (1) このグラフの概形を描け．
 (2) 縦軸を対数目盛りにして，このグラフを描け．

問 2 指数関数 $y = 10 \cdot 3^x$ について，縦軸を対数目盛りにして，このグラフを描け．

問 3 対数関数のグラフを用いて，次の数の大きさを不等号で表せ．
 (1) $\log_{10} 7,\ 3\log_{10} 2,\ 2\log_{10} 3$　 (2) $3\log_{\frac{1}{10}} 3,\ 5\log_{\frac{1}{10}} 2$

問 4 次の関数のグラフを描け．
(1) $y = \log 10x$　 (2) $y = \log (x+2)$　 (3) $y = \log_2 4(x-1)$

問 5 関数 $y = \left(\log_2 \dfrac{x}{2}\right)\left(\log_2 \dfrac{8}{x}\right)$ $(1 \leqq x \leqq 8)$　の最大値と最小値を求めよ．

4.2 対数・指数とpH, pK_a, pK_b

対数は，化学や薬学の中で重要な役割を果たしている．ここでは，pHの計算を中心に計算力を高めよう．

25℃の純粋な水はごく一部の分子が電離し，水素イオン（H$^+$）と水酸化物イオン（OH$^-$）を生じ，平衡状態が保たれている．このとき，水素イオンのモル濃度[H$^+$]と水酸化物イオンのモル濃度[OH$^-$]は等しく，1.0×10^{-7} mol/Lである．

> **definition**
>
> 水素イオン指数pHは，pH = $-\log$ [H$^+$] で定義される．

また，強酸や強塩基は水溶液中では，ほぼ完全に電離しているが，弱酸や弱塩基は水溶液中ではわずかしか電離していない．たとえば，酢酸やアンモニアは水溶液中で次のような電離平衡の状態を保っている．

$$CH_3COOH \rightleftarrows CH_3COO^- + H^+$$

$$K_a = \frac{[CH_3COO^-][H^+]}{[CH_3COOH]}$$

$$NH_3 + H_2O \rightleftarrows NH_4^+ + OH^-$$

$$K_b = (K[H_2O]) = \frac{[NH_4^+][OH^-]}{[NH_3]}$$

このとき，上記のK_aを酢酸の電離定数，K_bをアンモニアの電離定数という．

以上のことをまとめると次のようになる．

> **formulas**
>
> (1) 水のイオン積K_W
>
> $$K_W = [H^+][OH^-] = 10^{-14}$$
>
> (2) 酸の電離（解離）定数K_a，塩基の電離（解離）定数K_b
>
> 例① 酢酸の電離定数K_a
>
> $$CH_3COOH \rightleftarrows CH_3COO^- + H^+, \quad K_a = \frac{[CH_3COO^-][H^+]}{[CH_3COOH]}$$
>
> 例② アンモニアの電離定数K_b
>
> $$NH_3 + H_2O \rightleftarrows NH_4^+ + OH^-, \quad K_b = (K[H_2O]) = \frac{[NH_4^+][OH^-]}{[NH_3]}$$
>
> (3) 水素イオン指数pH, pK_a, pK_b
> ① pH = $-\log$ [H$^+$], [H$^+$] = モル濃度 × 電離度
> ② pK_a = $-\log K_a$
> ③ pK_b = $-\log K_b$
> ④ pK_W = pH + pOH

> 電離定数の記号は，一般に酸についてはK_a，塩基についてはK_bを用いる．

> **例題1** 次の各問に答えよ．ただし，$\log 2 = 0.3$，$\log 3 = 0.5$ とする．
> (1) $[H^+] = 4 \times 10^{-3}$ mol/Lとするとき pH を求めよ．
> (2) $[OH^-] = 5 \times 10^{-6}$ mol/Lとするとき pH を求めよ．
> (3) pH = 3.4 のとき，水素イオン濃度 $[H^+]$ を求めよ．
> (4) pH = 2.5 のとき，水素イオン濃度 $[H^+]$ を求めよ．

解 $\log 2 = 0.3 \Leftrightarrow 10^{0.3} = 2$，$\log 3 = 0.5 \Leftrightarrow 10^{0.5} = 3$ であるから

(1) $\text{pH} = -\log(4 \times 10^{-3}) = -(\log 2^2 + \log 10^{-3})$
    $= 3 - 2\log 2 = 3 - 2 \times 0.3 = 2.4$

(2) $[H^+] = \dfrac{10^{-14}}{[OH^-]} = \dfrac{10^{-14}}{5 \times 10^{-6}} = \dfrac{1}{5} \times 10^{-14-(-6)} = 0.2 \times 10^{-8} = 2 \times 10^{-9}$

   $\text{pH} = -\log(2 \times 10^{-9}) = -(\log 2 - 9) = 9 - 0.3 = 8.7$

(3) $-\log[H^+] = 3.4$ より $\log[H^+] = -3.4$ $[H^+] = 10^{-3.4}$

   $[H^+] = 10^{-3.4} = 10^{-4+0.6} = 10^{-4} \times (10^{0.3})^2 = 4 \times 10^{-4}$ mol/L

(4) (3)と同様にして，$[H^+] = 10^{-2.5} = 10^{-3+0.5} = 10^{-3} \times 10^{0.5} = 3 \times 10^{-3}$ mol/L

> **例題2** 0.22 mol/L酢酸水溶液の水素イオン濃度 $[H^+]$ を求めよ．
> ただし，酢酸の電離定数は，$K_a = 1.80 \times 10^{-5}$ mol/Lとする．

酢酸の電離平衡

	CH_3COOH	$\rightleftarrows$	CH_3COO^-	$+$	H^+
電離前 [mol/L]	C		0		0
平衡時 [mol/L]	$C - C\alpha$		$C\alpha$		$C\alpha$

C：濃度，α：電離度

$$K_a = \dfrac{[H^+][CH_3COO^-]}{[CH_3COOH]} = \dfrac{(C\alpha)^2}{C(1-\alpha)} = \dfrac{C\alpha^2}{1-\alpha}$$

ここで酢酸は弱酸なので電離度 α は非常に小さい．
ゆえに $1 - \alpha \fallingdotseq 1$ とみなすと $K_a = C\alpha^2$

したがって $\alpha = \sqrt{\dfrac{K_a}{C}}$，$[H^+] = C \times \alpha = C \times \sqrt{\dfrac{K_a}{C}} = \sqrt{CK_a}$

解 $[H^+] = \sqrt{CK_a} = \sqrt{0.22 \times 1.8 \times 10^{-5}} = \sqrt{3.96 \times 10^{-6}} \fallingdotseq 2 \times 10^{-3}$ mol/L

> **例題3** $K_a = \dfrac{[H^+][RCOO^-]}{[RCOOH]}$ よりヘンダーソン・ハッセルバルヒ（Henderson-Hasselbalch）式（H–H式）を導け．

解 $pK_a = -\log K_a$ ……①
    $\text{pH} = -\log[H^+]$ ……②

（H–H式） $\text{pH} = pK_a + \log \dfrac{[RCOO^-]}{[RCOOH]}$

$$K_a = \frac{[\text{H}^+][\text{RCOO}^-]}{[\text{RCOOH}]} \quad \cdots\cdots ③$$

③式の両辺の常用対数をとると，$\log K_a = \log \dfrac{[\text{H}^+][\text{RCOO}^-]}{[\text{RCOOH}]}$

よって，

$$\log K_a = \log[\text{H}^+] + \log \frac{[\text{RCOO}^-]}{[\text{RCOOH}]} \quad \cdots\cdots ④$$

①，②式を④式に代入すると，$-\text{p}K_a = -\text{pH} + \log \dfrac{[\text{RCOO}^-]}{[\text{RCOOH}]}$

$$\therefore \quad \text{pH} = \text{p}K_a + \log \frac{[\text{RCOO}^-]}{[\text{RCOOH}]}$$

例題4 ある酸HAの電離定数をK_aとその共役塩基A$^-$の電離定数をK_bとするとき，次の式が成立することを示せ．ただし，K_wは水のイオン積（p.37参照）である．
(1) $K_a \cdot K_b = K_w$　　(2) $\text{p}K_w = \text{p}K_a + \text{p}K_b$

解 (1) $K_a = \dfrac{[\text{H}^+][\text{A}^-]}{[\text{HA}]}$，$K_b = \dfrac{[\text{HA}][\text{OH}^-]}{[\text{A}^-]}$ であるから

$$K_a \cdot K_b = \frac{[\text{H}^+][\text{A}^-]}{[\text{HA}]} \cdot \frac{[\text{HA}][\text{OH}^-]}{[\text{A}^-]} = [\text{H}^+][\text{OH}^-] = K_w$$

(2) (1)の結果の両辺の常用対数をとると，

$\log(K_a \cdot K_b) = \log K_w \quad \log K_a + \log K_b = \log K_w$

$-\log K_a - \log K_b = -\log K_w \quad \therefore \quad \text{p}K_w = \text{p}K_a + \text{p}K_b$

例題5 $\alpha_{\text{HA}} = \dfrac{[\text{HA}]}{C} = \dfrac{[\text{HA}]}{[\text{HA}]+[\text{A}^-]}$，$\alpha_{\text{A}^-} = \dfrac{[\text{A}^-]}{C} = \dfrac{[\text{A}^-]}{[\text{HA}]+[\text{A}^-]}$ とするとき，

$\alpha_{\text{HA}} = \dfrac{1}{1+10^{\text{pH}-\text{p}K_a}}$ となることを示せ．
ただし，[HA]：弱酸の分子形濃度，[A$^-$]：イオン形濃度，C：全濃度，α_{HA}：HAのモル分率，α_{A^-}：A$^-$のモル分率である．

解 $\alpha_{\text{HA}} + \alpha_{\text{A}^-} = \dfrac{[\text{HA}]}{[\text{HA}]+[\text{A}^-]} + \dfrac{[\text{A}^-]}{[\text{HA}]+[\text{A}^-]} = \dfrac{[\text{HA}]+[\text{A}^-]}{[\text{HA}]+[\text{A}^-]} = 1$

$K_a = \dfrac{[\text{H}^+][\text{A}^-]}{[\text{HA}]}$ の両辺の常用対数をとると，

$$\log K_a = \log[\text{H}^+] + \log \frac{[\text{A}^-]}{[\text{HA}]}$$

$$-\log K_a = -\log[\text{H}^+] - \log \frac{[\text{A}^-]}{[\text{HA}]}$$

$\text{p}K_a = \text{pH} - \log \dfrac{[\text{A}^-]}{[\text{HA}]}$ なので $\log \dfrac{[\text{A}^-]}{[\text{HA}]} = \text{pH} - \text{p}K_a$

これを指数で表すと $\dfrac{[A^-]}{[HA]} = 10^{pH-pK_a}$　この両辺に1を加えて

$1 + \dfrac{[A^-]}{[HA]} = 1 + 10^{pH-pK_a}$　つまり　$\dfrac{[HA]+[A^-]}{[HA]} = 1 + 10^{pH-pK_a}$

逆数をとって　$\dfrac{[HA]}{[HA]+[A^-]} = \dfrac{1}{1+10^{pH-pK_a}}$　一方，$C = [HA] + [A^-]$ であるから

$$\alpha_{HA} = \dfrac{[HA]}{C} = \dfrac{1}{1+10^{pH-pK_a}}$$

演習問題

問1 水素イオン濃度 $[H^+]$ が次の値のとき，pHを求めよ．ただし，$\log 2 = 0.30$, $\log 3 = 0.48$ とする．

(1) $[H^+] = 1.2 \times 10^{-4}$ mol/L　(2) $[H^+] = 2.4 \times 10^{-5}$ mol/L

問2 pHが次のような値のとき，水素イオン濃度を求めよ．ただし，$\log 2 = 0.30$, $\log 3 = 0.48$ とする．

(1) pH = 3.2　(2) pH = 4.52　(3) pH = 9.22

問3 pH = 1.5 の塩酸の水素イオン濃度は，pH = 2 の塩酸の水素イオン濃度の何倍か．ただし，$\log 3 = 0.5$ とする．

問4 濃度 0.1 mol/L の酢酸水溶液の水素イオン濃度 $[H^+]$，pHを求めよ．ただし，酢酸の電離定数を 2.7×10^{-5} mol/L，$\log 2.7 = 0.43$，$\log 2 = 0.3$，$\sqrt{2.7} = 1.6$ とする．

問5 7.0×10^{-2} mol/L の酢酸水溶液中の水素イオン濃度 $[H^+]$ とpHを求めよ．ただし，電離定数 $K_a = 2.8 \times 10^{-5}$ mol/L，$\log 1.4 = 0.15$ とする．

問6 $[H^+] = \sqrt{K_a C}$ のとき，$pH = \dfrac{1}{2}(pK_a - \log C)$ であることを示せ．

問7 $P_{app} = P\dfrac{[H^+]}{K_a + [H^+]}$ が成立するとき，次の問いに答えよ．ただし，$[H^+]$ は水素イオン濃度，K_a は電離定数，P は分配係数である．

(1) 上式をpH，pK_a を用いて表せ．
(2) 上式について横軸にpH，縦軸に P_{app} をとってグラフ表示しなさい．

(第79回薬剤師国家試験問題改変)

問8 $\alpha_{HA} = \dfrac{[HA]}{C} = \dfrac{[HA]}{[HA]+[A^-]}$，$\alpha_{A^-} = \dfrac{[A^-]}{C} = \dfrac{[A^-]}{[HA]+[A^-]}$ とするとき，$\alpha_{A^-} = \dfrac{1}{1+10^{pK_a-pH}}$ となることを示せ．

4.3 対数の薬学への応用

対数は薬学によく応用される．ここでは，薬物の分解反応にみられる半減期が絡んだ問題を中心に演習問題を解いてみよう．

> 薬物の濃度を考えるとき，初濃度 C_0 がその半分 $\dfrac{C_0}{2}$ になるまでにかかる時間を**半減期**といい，$t_{1/2}$ で表す．
>
> 反応速度は，反応物質の時間の経過に対する濃度の変化の割合で，n 次反応は次の式で表される．
>
> $$-\dfrac{dC}{dt} = kC^n \quad k：反応速度定数，C：t 時間後の物質濃度，n：反応次数$$

詳しい説明は，第11章（p.117）で扱うが，概略をまとめると表4-1のようになる．

表4-1 各反応の概略

	0次反応	1次反応	2次反応
速度式	$-\dfrac{dC}{dt} = k$	$-\dfrac{dC}{dt} = kC$	$-\dfrac{dC}{dt} = kC^2$
特徴	Cに依存しない速度	一般的な医薬品分解	触媒関与の分解反応
時間と濃度の関係	$C = C_0 - kt$	$\ln C = \ln C_0 - kt$ $C = C_0\, e^{-kt}$	$\dfrac{1}{C} = kt + \dfrac{1}{C_0}$
初濃度と半減期の関係	$t_{1/2} = \dfrac{C_0}{2k}$	$t_{1/2} = \dfrac{\ln 2}{k}$	$t_{1/2} = \dfrac{1}{k \cdot C_0}$

> **例題1** C：反応物質の濃度，C_0：反応物質の初濃度，時間を t としたとき，反応物質の時間的変化は k を定数として，$C = C_0 - kt$ で表される．C_0 と $t_{1/2}$ が表4-2のような関係にあるとき，定数 k を求め，C_0 と $t_{1/2}$ の関係をグラフで表示せよ．
>
> **表4-2 C_0と$t_{1/2}$の関係**
>
> | C_0 [mg/mL] | 25 | 35 | 45 |
> |---|---|---|---|
> | $t_{1/2}$ [h] | 125 | 175 | 225 |

解

$C = C_0 - kt$ ……①

①式に $t = t_{1/2}$，$C = \dfrac{C_0}{2}$ を代入して

$$\dfrac{C_0}{2} = C_0 - k t_{1/2}$$

よって $k t_{1/2} = \dfrac{C_0}{2}$ ……②

②式に $C_0 = 25$，$t_{1/2} = 125$ を代入すると

$$125k = \frac{25}{2} \quad \therefore \quad k = \frac{1}{10}$$

したがって②式は $\dfrac{t_{1/2}}{10} = \dfrac{C_0}{2}$ となり，$t_{1/2} = 5C_0$ ……③

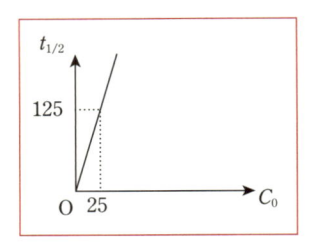

図4-12 C_0 と $t_{1/2}$ の関係

> **例題2** 一定条件下，薬物Aは1次反応で分解する．この条件下で，半減期は462時間であった．反応速度定数とAの20％が分解するまでの時間を求めなさい．ただし，$\ln 2 = 0.693$, $\ln 10 = 2.303$ とする．

解 Aの初濃度を C_0，半減期を $t_{1/2}$，分解開始から t 時間後の濃度を C，反応速度定数を k とすると，この反応は1次反応であるから，

$t_{1/2} = \dfrac{\ln 2}{k}$ に，$t_{1/2} = 462$, $\ln 2 = 0.693$ を代入して，$462 = \dfrac{0.693}{k}$

$$k = \frac{0.693}{462} = \frac{693 \cdot 10^{-3}}{462} = \frac{3 \cdot 231 \cdot 10^{-3}}{2 \cdot 231} = 1.5 \times 10^{-3}$$

Aが20％分解したとき残量は80％だから，$C = C_0 \left(\dfrac{1}{2}\right)^{\frac{t}{t_{1/2}}}$ に $C = 0.8C_0$, $t_{1/2} = 462$ を代入して

$$0.8 C_0 = C_0 \left(\frac{1}{2}\right)^{\frac{t}{462}}$$

すなわち

$$\frac{8}{10} = \left(\frac{1}{2}\right)^{\frac{t}{462}}$$

両辺の自然対数をとると

$$\ln \frac{8}{10} = \ln \left(\frac{1}{2}\right)^{\frac{t}{462}}$$

$$\ln(8 \times 10^{-1}) = \frac{t}{462} \ln \frac{1}{2}$$

$$3\ln 2 - \ln 10 = \frac{t}{462}(\ln 1 - \ln 2) = -\frac{t}{462} \ln 2$$

$$t = \frac{462}{\ln 2}(\ln 10 - 3\ln 2)$$

ここで，$\ln 2 = 0.693$, $\ln 10 = 2.303$ であるから

$$t = \frac{462(2.303 - 3 \cdot 0.693)}{0.693} = \frac{462(2.303 - 2.079)}{693 \times 10^{-3}} = \frac{2 \times 231 \times 0.224}{3 \times 231 \times 10^{-3}}$$

$$= \frac{2 \times 224 \times 10^{-3}}{3 \times 10^{-3}} = 149.3$$

よって求める時間は，149.3時間

> **例題3** 化合物Bは2次反応で分解する．初濃度0.1 mol/Lのとき50分で50％分解した．反応速度定数と初濃度が90％まで分解するのにかかる時間を求めよ．

解 Bの初濃度を C_0，半減期を $t_{1/2}$，分解開始から t 時間後の濃度を C，反応速度定数を k とすると，この反応は2次反応であるから，$t_{1/2} = \dfrac{1}{k \cdot C_0}$ が成立する．

この式に $C_0 = 0.1$, $t_{1/2} = 50$ を代入して

$$50 = \frac{1}{k \cdot 0.1} \text{ なので } 0.1k = \frac{1}{50} \quad \therefore \quad k = \frac{1}{5} = 0.2$$

初濃度が90％分解したときの残量は10％だから

$$C = 0.1C_0 = 0.1 \times 0.1 = 0.01$$

$\dfrac{1}{C} = kt + \dfrac{1}{C_0}$ に $k = 0.2$, $C_0 = 0.1$, $C = 0.01$ を代入して

$$\frac{1}{0.01} = 0.2t + \frac{1}{0.1}$$

$$0.2t = \frac{1}{0.01} - \frac{1}{0.1} = \frac{1 - 1 \cdot 0.1}{0.01} = \frac{0.9}{0.01} = \frac{9}{0.1}$$

$$t = \frac{9}{0.1} \times \frac{1}{0.2} = 90 \times \frac{10}{2} = 450 \qquad 450 \text{分}$$

演習問題

問1 薬物を体内に静脈注射すると血中濃度Cは時間tに対して $C = C_0 e^{-kt}$ に従って変化する．ただし，C_0：初濃度，t：時間，k：速度定数である．ある薬物を人に投与した場合，その血中濃度の半減期 ($t_{1/2}$) は6時間であった．投与直後の初濃度が200 μg/mLとして，投与後3時間，12時間後の血中濃度を計算しなさい．

> **ヒント**
> 速度定数kと半減期 ($t_{1/2}$) の間には，$t_{1/2} = \dfrac{\ln 2}{k}$ の関係がある．薬物投与t時間後の濃度と半減期の関係は $C = C_0 \left(\dfrac{1}{2}\right)^{\frac{t}{t_{1/2}}}$ となる．

問2 薬物Aの水溶液中（初濃度40 mg/mL）での分解過程について，時間[hr]に対して濃度C[mg/mL]の常用対数値をプロットしたところ，図4-13のようなグラフになった．次の問いに答えよ．（第91回薬剤師国家試験問題改変）
 (1) この反応の半減期を求めよ．
 (2) 反応速度定数を求めよ．
 (3) 反応開始から21時間後には，薬物の何%が分解されるか．ただし，$\log 2 = 0.3010$，$\ln 10 = 2.303$とする．

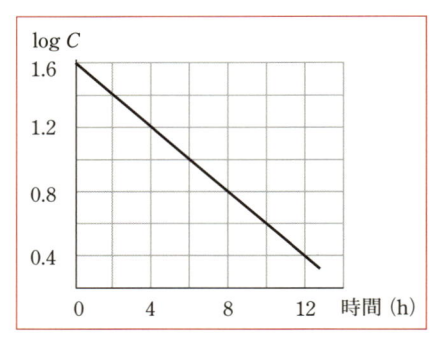

図4-13 濃度のプロット

問3 化合物Aの200℃での分解反応の半減期は初濃度が1 mol/Lのときは30分，2 mol/Lのときは15分であった．
　次の問に答えよ．（第89回薬剤師国家試験問題改変）
 (1) この反応は何次反応か．
 (2) 初濃度が3 mol/Lの場合，化合物Aが90%分解するのに要する時間を求めよ．

問4 一定条件下で化合物Aは1次反応に従って分解する．Aの残量が80%になるまでの時間が20時間であったとするとき，Aの半減期を求めなさい．ただし，$\ln 2 = 0.693$，$\ln 10 = 2.303$，$\ln 8 = 2.079$ とする．

> **ヒント**
> 問1のヒントを参考にしてください．

第5章 行列

いくつかの数を長方形に書き並べ，両側をカッコで囲んだものを行列といい，カッコの中のそれぞれの数を，この行列の成分という．その代表的なものがベクトルである．ここでは行列の基本事項を簡単に説明を加えておく．そして，クラーメルの公式を使った連立方程式まで扱っていく．

5.1 行列の基礎と連立方程式

まずは行列計算の基本を確認していこう．

行列の基本演算の定義　「等しい」ということ（相等）

$$\begin{pmatrix} a & b \\ c & d \end{pmatrix} = \begin{pmatrix} p & q \\ r & s \end{pmatrix} \Leftrightarrow a = p,\ b = q,\ c = r,\ d = s$$

足し算（和）と引き算（差）

$$\begin{pmatrix} a & b \\ c & d \end{pmatrix} + \begin{pmatrix} p & q \\ r & s \end{pmatrix} = \begin{pmatrix} a+p & b+q \\ c+r & d+s \end{pmatrix} \qquad \begin{pmatrix} a & b \\ c & d \end{pmatrix} - \begin{pmatrix} p & q \\ r & s \end{pmatrix} = \begin{pmatrix} a-p & b-q \\ c-r & d-s \end{pmatrix}$$

定数倍と掛け算

$$k \begin{pmatrix} a & b \\ c & d \end{pmatrix} = \begin{pmatrix} ka & kb \\ kc & kd \end{pmatrix} \qquad \begin{pmatrix} a & b \\ c & d \end{pmatrix} \begin{pmatrix} p & q \\ r & s \end{pmatrix} = \begin{pmatrix} ap+br & aq+bs \\ cp+dr & cq+ds \end{pmatrix}$$

簡単な計算で確認してみよう．

> 行列の掛け算は，前の行列の行の成分の個数と後の行列の列の成分の個数が同じ場合に定義されている．

公式を確認しよう．

(1) 行列の相等

$$\begin{pmatrix} x & y \\ 1 & 2 \end{pmatrix} = \begin{pmatrix} 3 & 4 \\ a & b \end{pmatrix} \Rightarrow \begin{cases} x = 3,\ y = 4 \\ 1 = a,\ 2 = b \end{cases}$$

(2) 行列の和，差，実数倍

$$2\begin{pmatrix} 2 & -1 \\ 0 & 1 \end{pmatrix} + \begin{pmatrix} 3 & 4 \\ 2 & 0 \end{pmatrix} - 3\begin{pmatrix} 0 & 1 \\ 2 & 3 \end{pmatrix} = \begin{pmatrix} 4 & -2 \\ 0 & 2 \end{pmatrix} + \begin{pmatrix} 3 & 4 \\ 2 & 0 \end{pmatrix} + \begin{pmatrix} 0 & -3 \\ -6 & -9 \end{pmatrix} = \begin{pmatrix} 7 & -1 \\ -4 & -7 \end{pmatrix}$$

例題1　$A = (1\ \ 2)$, $B = \begin{pmatrix} 3 \\ 4 \end{pmatrix}$, $C = \begin{pmatrix} -1 & 2 \\ 3 & -4 \end{pmatrix}$ のとき，積 AB, AC, BA, BC, CA, CB を求めなさい．

解

$$AB = (1\ \ 2)\begin{pmatrix} 3 \\ 4 \end{pmatrix} = (3+8) = (11)$$

5.1 行列の基礎と連立方程式　　45

$$AC = (1 \quad 2)\begin{pmatrix} -1 & 2 \\ 3 & -4 \end{pmatrix} = (-1+6 \quad 2-8) = (5 \quad -6)$$

$$BA = \begin{pmatrix} 3 \\ 4 \end{pmatrix}(1 \quad 2) = \begin{pmatrix} 3 & 6 \\ 4 & 8 \end{pmatrix}, \quad CB = \begin{pmatrix} -1 & 2 \\ 3 & -4 \end{pmatrix}\begin{pmatrix} 3 \\ 4 \end{pmatrix} = \begin{pmatrix} -3+8 \\ 9-16 \end{pmatrix} = \begin{pmatrix} 5 \\ -7 \end{pmatrix}$$

BC, CA は前の行列の行の成分の個数と後の行列の列の成分の個数が異なるので，計算できない．

2次の正方行列Aに対して，$AX = XA = E$ を満たす行列Xが存在するならば，このXをAの逆行列といい，A^{-1}で表す．ただし，単位行列Eは$\begin{pmatrix} 1 & 0 \\ 0 & 1 \end{pmatrix}$である．

$A = \begin{pmatrix} a & b \\ c & d \end{pmatrix}$ に対し，$\Delta = ad - bc \neq 0$ のとき $A^{-1} = \dfrac{1}{\Delta}\begin{pmatrix} d & -b \\ -c & a \end{pmatrix}$

連立方程式と行列

連立方程式 $\begin{cases} ax + by = p \\ cx + dy = q \end{cases}$ を行列を使って表すと $\begin{pmatrix} a & b \\ c & d \end{pmatrix}\begin{pmatrix} x \\ y \end{pmatrix} = \begin{pmatrix} p \\ q \end{pmatrix}$ と表される．

$A = \begin{pmatrix} a & b \\ c & d \end{pmatrix}$, $X = \begin{pmatrix} x \\ y \end{pmatrix}$, $P = \begin{pmatrix} p \\ q \end{pmatrix}$, $\Delta = ad - bc$, $a \neq 0$ とすると方程式 $AX = P$ の解は

(1) Aが逆行列をもつ ($\Delta \neq 0$) のとき，両辺に左からA^{-1}を掛けて $X = A^{-1}P$

(2) Aが逆行列をもたないとき ($\Delta = 0$のとき)

   (2)-(i) $aq - cp = 0$のとき，解は不定（無数にある）

   (2)-(ii) $aq - cp \neq 0$のとき，不能（解はない）

一般的に $AB \neq BA$ である（右の例で確認してみよう）．
$AX = P$ を解くには，両辺に左からA^{-1}を掛ける．

$\quad A^{-1}AX = A^{-1}P$
$\quad\quad EX = A^{-1}P$
$\quad\quad\quad X = A^{-1}P$

$X = PA^{-1}$でないことに注意しよう．

例

$$\begin{pmatrix} 1 & 2 \\ 0 & 0 \end{pmatrix}\begin{pmatrix} 1 & 0 \\ 0 & 2 \end{pmatrix} = \begin{pmatrix} 1 & 4 \\ 0 & 0 \end{pmatrix}$$

$$\begin{pmatrix} 1 & 0 \\ 0 & 2 \end{pmatrix}\begin{pmatrix} 1 & 2 \\ 0 & 0 \end{pmatrix} = \begin{pmatrix} 1 & 2 \\ 0 & 0 \end{pmatrix}$$

$\therefore AB \neq BA$

例題2 次の連立方程式を行列を使って書き直しなさい．

(1) $\begin{cases} 2x + 3y = 8 \\ 4x + 5y = 12 \end{cases}$ (2) $\begin{cases} 3x - y + z = 8 \\ 3x + y - 2z = 9 \\ x - 2y + 3z = 2 \end{cases}$ (3) $\begin{cases} x - y + 2z = 7 \\ 2x + y - 4z = -7 \\ 2x - y + z = 6 \end{cases}$

解

(1) $\begin{pmatrix} 2 & 3 \\ 4 & 5 \end{pmatrix}\begin{pmatrix} x \\ y \end{pmatrix} = \begin{pmatrix} 8 \\ 12 \end{pmatrix}$ (2) $\begin{pmatrix} 3 & -1 & 1 \\ 3 & 1 & -2 \\ 1 & -2 & 3 \end{pmatrix}\begin{pmatrix} x \\ y \\ z \end{pmatrix} = \begin{pmatrix} 8 \\ 9 \\ 2 \end{pmatrix}$ (3) $\begin{pmatrix} 1 & -1 & 2 \\ 2 & 1 & -4 \\ 2 & -1 & 1 \end{pmatrix}\begin{pmatrix} x \\ y \\ z \end{pmatrix} = \begin{pmatrix} 7 \\ -7 \\ 6 \end{pmatrix}$

> 行列式の定義
> $$\begin{vmatrix} a & b & c \\ e & f & g \\ i & j & k \end{vmatrix} = (afk + bgi + cej) - (cfi + agj + bek)$$
>
> $$\begin{vmatrix} a & b \\ c & d \end{vmatrix} = ad - bc$$

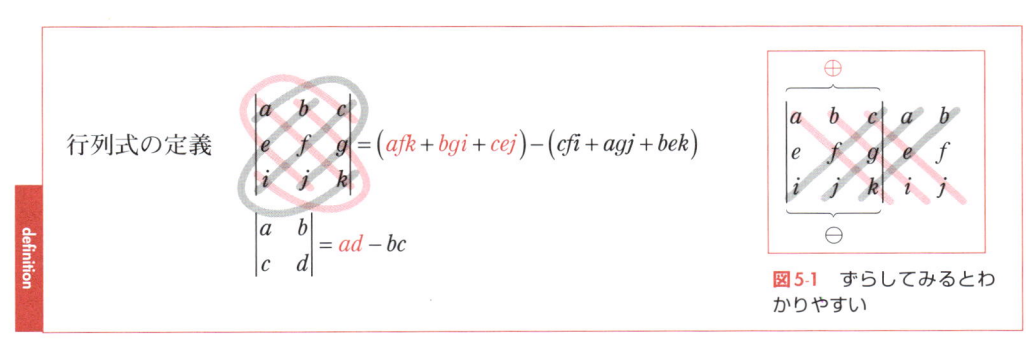

図5-1 ずらしてみるとわかりやすい

前ページ(1)の場合，方程式の解は，

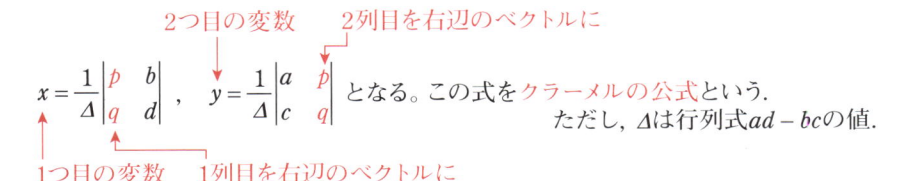

$$x = \frac{1}{\Delta}\begin{vmatrix} p & b \\ q & d \end{vmatrix}, \quad y = \frac{1}{\Delta}\begin{vmatrix} a & p \\ c & q \end{vmatrix}$$

となる．この式を**クラーメルの公式**という．
ただし，Δ は行列式 $ad - bc$ の値．

- 1つ目の変数 → 1列目を右辺のベクトルに
- 2つ目の変数 → 2列目を右辺のベクトルに

例題3 次の連立1次方程式をクラーメルの公式を使って解きなさい．

(1) $\begin{cases} 2x + 3y = 8 \\ 4x + 5y = 12 \end{cases}$ (2) $\begin{cases} 3x - y + z = 8 \\ 3x + y - 2z = 9 \\ x - 2y + 3z = 2 \end{cases}$

解

(1) $\begin{pmatrix} 2 & 3 \\ 4 & 5 \end{pmatrix}\begin{pmatrix} x \\ y \end{pmatrix} = \begin{pmatrix} 8 \\ 12 \end{pmatrix}$ と書ける．係数行列の行列式は $\Delta = \begin{vmatrix} 2 & 3 \\ 4 & 5 \end{vmatrix} = 10 - 12 = -2$

$$x = \frac{1}{\Delta}\begin{vmatrix} 8 & 3 \\ 12 & 5 \end{vmatrix} = \frac{1}{-2}(40 - 36) = \frac{4}{-2} = -2$$

$$y = \frac{1}{\Delta}\begin{vmatrix} 2 & 8 \\ 4 & 12 \end{vmatrix} = \frac{1}{-2}(24 - 32) = \frac{-8}{-2} = 4$$

> 行列式の中に $\begin{pmatrix} 8 \\ 12 \end{pmatrix}$ が入る位置を覚えよう．

(2) $\begin{pmatrix} 3 & -1 & 1 \\ 3 & 1 & -2 \\ 1 & -2 & 3 \end{pmatrix}\begin{pmatrix} x \\ y \\ z \end{pmatrix} = \begin{pmatrix} 8 \\ 9 \\ 2 \end{pmatrix}$ と書ける．

係数行列の行列式は $\Delta = \{9 + 2 + (-6)\} - \{1 + 12 + (-9)\} = 5 - 4 = 1$

$$x = \frac{1}{\Delta}\begin{vmatrix} 8 & -1 & 1 \\ 9 & 1 & -2 \\ 2 & -2 & 3 \end{vmatrix} = \frac{1}{1}[\{24 + 4 + (-18)\} - \{2 + 32 + (-27)\}] = 10 - 7 = 3$$

$$y = \frac{1}{\Delta}\begin{vmatrix} 3 & 8 & 1 \\ 3 & 9 & -2 \\ 1 & 2 & 3 \end{vmatrix} = \frac{1}{1}[\{81 + (-16) + 6\} - \{9 + (-12) + 72\}] = 71 - 69 = 2$$

5.1 行列の基礎と連立方程式

$$z = \frac{1}{\Delta}\begin{vmatrix} 3 & -1 & 8 \\ 3 & 1 & 9 \\ 1 & -2 & 2 \end{vmatrix} = \frac{1}{1}\left[\{6+(-9)+(-48)\}-\{8+(-54)+(-6)\}\right] = -51+52 = 1$$

> $\begin{pmatrix} a & b \\ c & d \end{pmatrix}$ の行列式のことを教科書によっては
> $\begin{vmatrix} a & b \\ c & d \end{vmatrix} = ad-bc, \quad \det\begin{pmatrix} a & b \\ c & d \end{pmatrix} = ad-bc$ で表す.

演習問題

問1 次の計算をしなさい.

(1) $\begin{pmatrix} 1 & 2 \\ 3 & 4 \end{pmatrix} + \begin{pmatrix} 2 & 1 \\ 3 & 0 \end{pmatrix}$ (2) $\begin{pmatrix} 1 & 2 \\ 3 & 4 \end{pmatrix} + \begin{pmatrix} -2 & 3 \\ 1 & -2 \end{pmatrix}$ (3) $2\begin{pmatrix} 1 & 3 \\ 2 & 0 \end{pmatrix} - \begin{pmatrix} 0 & 2 \\ -1 & 2 \end{pmatrix} + 3\begin{pmatrix} -1 & 0 \\ 3 & 1 \end{pmatrix}$

問2 次の乗法計算をしなさい.

(1) $\begin{pmatrix} 1 \\ 2 \end{pmatrix}(3 \ 4)$ (2) $(2 \ 4)\begin{pmatrix} 3 \\ 1 \end{pmatrix}$ (3) $\begin{pmatrix} 1 & 2 \\ 3 & 4 \end{pmatrix}\begin{pmatrix} 1 \\ 2 \end{pmatrix}$ (4) $(1 \ 0)\begin{pmatrix} 1 & 2 \\ 3 & 4 \end{pmatrix}$

(5) $\begin{pmatrix} 4 & 1 \\ 3 & 2 \end{pmatrix}\begin{pmatrix} 1 & 2 \\ 3 & 4 \end{pmatrix}$ (6) $\begin{pmatrix} 1 & 0 \\ 0 & 1 \end{pmatrix}\begin{pmatrix} 0 & -2 \\ -1 & 0 \end{pmatrix}$ (7) $\begin{pmatrix} 4 & 1 \\ 3 & 2 \end{pmatrix}\begin{pmatrix} 0 & 3 & 1 \\ 2 & 0 & -1 \end{pmatrix}$

(8) $\begin{pmatrix} 1 & 6 \\ 2 & 5 \\ 3 & 4 \end{pmatrix}\begin{pmatrix} 0 & -1 \\ 1 & 0 \end{pmatrix}$

問3 次の行列式の値を求めよ.

(1) $\begin{vmatrix} 1 & 2 \\ 3 & 4 \end{vmatrix}$ (2) $\begin{vmatrix} 3 & 0 \\ 1 & -1 \end{vmatrix}$ (3) $\begin{vmatrix} 1 & 2 \\ 2 & 4 \end{vmatrix}$ (4) $\begin{vmatrix} 3 & -2 \\ -6 & 4 \end{vmatrix}$

(5) $\begin{vmatrix} 1 & 2 & 0 \\ 0 & 1 & 3 \\ 3 & 0 & 2 \end{vmatrix}$ (6) $\begin{vmatrix} 2 & 1 & 0 \\ 0 & -2 & 1 \\ 1 & -1 & 2 \end{vmatrix}$ (7) $\begin{vmatrix} -1 & 0 & 0 \\ 1 & 0 & 3 \\ 0 & 1 & 5 \end{vmatrix}$

問4 次の連立方程式を解け.

(1) $\begin{cases} x+3y=5 \\ 2x-y=3 \end{cases}$ (2) $\begin{cases} 3x+5y=11 \\ 2x-3y=1 \end{cases}$ (3) $\begin{cases} 2x+y-z=5 \\ x-2y+3z=7 \\ x+3y-2z=2 \end{cases}$

(4) $\begin{cases} 2x-3y+z=10 \\ x+2y-3z=-9 \\ 4x+y-2z=1 \end{cases}$ (5) $\begin{cases} x-y+2z=7 \\ 2x+y-4z=-7 \\ 2x-y+z=6 \end{cases}$ (6) $\begin{cases} x+y-z=0 \\ 2x+3y+3z=7 \\ 3x-2y+4z=-3 \end{cases}$

第6章 数列

無作為にあるような数の列に見えても，調べていくと一定の規則に従って並んでいることがある．その規則性がわかれば次にどんな数字があるのか予測することもできる．病院へ行くと治療のため「薬を何日分」と出される．薬を飲むとき，前回飲んだ残留薬品はどうなっていくのだろうか．数列から治療の一端をみてみよう．

6.1 等差・等比数列，Σ（シグマ）計算

ある規則に従って順に数を書き並べたものを数列という．たとえば

(1) 1, 3, 5, 7, …… (2) 1, −2, 4, −8, …… (3) 1, 2, 4, 7, ……などがある．このほかにもいろいろな規則に従って並べられたものがあるが薬学に使われるのはその一部である．項と項の間の差が一定のものを等差数列，比が一定のものを等比数列という．

初項（第1項），第2項，第3項……第n項，第$(n+1)$項…… のとき $\begin{cases} \text{等差数列の公差は } d = a_{n+1} - a_n \\ \text{等比数列の公比は } r = a_{n+1} \div a_n \end{cases}$
$a = a_1 \quad a_2 \quad a_3 \quad …… \quad a_n \quad a_{n+1} \quad ……$

【等差数列】 初項 a，公差 d の一般項（第 n 項） $a_n = a + (n-1)d$

$$\text{第}n\text{項までの和}\quad S_n = \frac{n\{2a + (n-1)d\}}{2} = \frac{n(a+l)}{2} \quad (l\text{は末項})$$

$$\frac{(\text{項の数}) \times (\text{初項} + \text{末項})}{2}$$

【等比数列】 初項 a，公比 r の一般項（第 n 項） $a_n = ar^{n-1}$

$$r \neq 1 \text{ のとき} \quad \text{第}n\text{項までの和} \quad S_n = \frac{a(1-r^n)}{1-r} = \frac{a(r^n-1)}{r-1}$$

無限等比級数

$$a + ar + ar^2 + …… + ar^{n-1} + …… = \lim_{n \to \infty} \frac{a(1-r^n)}{1-r} = \frac{a}{1-r} \quad (|r|<1 \text{ のとき：収束})$$
$$(|r|>1 \text{ のとき：発散})$$

$r = 1$ のときには，$a + ar + ar^2 + \cdots + ar^{n-1} + \cdots = \lim_{n \to \infty} na$ となり，$a \neq 0$ なら発散

例題1 次の等差数列 $\{a_n\}$ の一般項を求めなさい．
(1) 上記の(1) 1, 3, 5, 7, ……   (2) 3, 7, 11, 15, ……
(3) 初項 $a = 5$，公差 $d = -2$ の等差数列

解
(1) $a_n = 1 + (n-1) \cdot 2 = 2n - 1$ (2) $a_n = 3 + (n-1) \cdot 4 = 4n - 1$
(3) $a_n = 5 + (n-1) \cdot (-2) = -2n + 7$

例題2 $1+2+3+\cdots\cdots+200$ の値を求めなさい．

解 和の公式より $S = \dfrac{200(2\cdot 1 + 199\cdot 1)}{2} = 100(2+199) = 20100$

別解 逆からの和を考える

$$\begin{array}{r} S = 1\ +\ 2\ +\ 3\ +\cdots\cdots + 200 \\ +S = 200 + 199 + 198 +\cdots\cdots + 1 \\ \hline 2S = 201 + 201 + 201 +\cdots\cdots + 201 \end{array}$$

$\underbrace{}_{\text{200個}}$

$\therefore\ S = \dfrac{1}{2} \times 200 \times 201 = 20100$

例題3 次の等比数列の $\{a_n\}$ の一般項を求めなさい．

(1) $1,\ -2,\ 4,\ -8,\ \cdots\cdots$ (2) $3,\ 6,\ 12,\ 24,\ \cdots\cdots$

(3) 初項 $a=4$，公比 $r=\dfrac{2}{3}$ の等比数列

解

(1) $a_n = 1\cdot(-2)^{n-1} = (-2)^{n-1}$

(2) $a_n = 3\cdot 2^{n-1}$ 注意 $\neq 6^{n-1}$

(3) $a_n = 4\cdot\left(\dfrac{2}{3}\right)^{n-1}$ 注意 $4\dfrac{2}{3}^{n-1}$ ではない．（　）を忘れないこと！

例題4 例題3の等比数列の第 n 項までの和 S_n を求めなさい．

解

(1) $S_n = \dfrac{1\{1-(-2)^n\}}{1-(-2)} = \dfrac{1}{3}\{1-(-2)^n\}$ 　(2) $S_n = \dfrac{3(2^n-1)}{2-1} = 3(2^n-1)$

(3) $S_n = \dfrac{4\left\{1-\left(\dfrac{2}{3}\right)^n\right\}}{1-\dfrac{2}{3}} = 12\left\{1-\left(\dfrac{2}{3}\right)^n\right\}$

無限数列の和 $a_1 + a_2 + a_3 + \cdots\cdots + a_n + \cdots\cdots$ を**無限級数**といい，これを次のように表す．ただし，$S_n = a_1 + a_2 + a_3 + \cdots\cdots + a_n$ とする．

$$\lim_{n\to\infty} S_n = \lim_{n\to\infty} \sum_{k=1}^{n} a_k = a_1 + a_2 + a_3 + \cdots\cdots + a_n + \cdots\cdots$$

例題4の(3)において，$n\to\infty$ とすると $\left(\dfrac{2}{3}\right)^n \to 0$ になるので $S_n \to 12$ となる．

Σ（シグマ）は「総和」を意味する．Σの後には一般項を書く．

式に直すと $S = \lim_{n \to \infty} S_n = \lim_{n \to \infty} 12\left\{1 - \left(\dfrac{2}{3}\right)^n\right\} = 12$

> $\lim_{n \to \infty}$ は n の値を限りなく大きくすることを意味している．

このように無限級数の部分和 S_n が一定の値 S に近づくとき「収束する」という．無限等比級数が収束するのは，$|r| < 1$ のときである．

$|r| < 1$ のとき $\lim_{n \to \infty} r^n = 0$ となるので，$S = \lim_{n \to \infty} S_n = \lim_{n \to \infty} \dfrac{a(1 - r^n)}{1 - r} = \dfrac{a}{1 - r}$ が成り立つ．例題4の(3)の例でいえば，$r = \dfrac{2}{3} < 1$ なので収束し，その和 S は，$S = \dfrac{a}{1 - r} = \dfrac{4}{1 - \dfrac{2}{3}} = 12$ である．

例題5 等差数列 $\{a_n\}$ の一般項が $a_n = 4n - 3$ で表されるとき，
(1) この数列の初項から第5項，および，公差 d を求めなさい．
(2) この数列の第10項，および，初項から第 n 項までの和，ならびに初項から第10項までの和を求めなさい．

解
(1) 初項 $a = a_1 = 4 \cdot 1 - 3 = 1$，$a_2 = 5$，$a_3 = 9$，$a_4 = 13$，$a_5 = 17$，公差 $d = 4$
(2) $a_{10} = 4 \times 10 - 3 = 37$

$$S_n = \dfrac{n\{2 \times 1 + (n - 1) \cdot 4\}}{2} = n(2n - 1)$$

$$S_{10} = \dfrac{10 \times (1 + 37)}{2} = 190 \quad (\text{または } S_{10} = \dfrac{10\{2 \cdot 1 + (10 - 1) \cdot 4\}}{2})$$

例題6 等比数列 $\{a_n\}$ の一般項が $a_n = 3 \times 2^{n-1}$ で表されるとき，
(1) この数列の初項から第5項，および公比 r を求めなさい．
(2) この数列の第7項，および初項から第 n 項までの和，ならびに，初項から第7項までの和を求めなさい．また，この無限等比級数は「収束」「発散」のいずれか判定し，収束する場合はその値を求めなさい．

解
(1) 初項 $a = a_1 = 3 \cdot 2^0 = 3$，$a_2 = 6$，$a_3 = 12$，$a_4 = 24$，$a_5 = 48$，公比 $r = 2$
(2) $a_7 = 3 \times 2^6 = 192$

$$S_n = \dfrac{3(2^n - 1)}{2 - 1} = 3(2^n - 1)$$

$$S_7 = \dfrac{3(2^7 - 1)}{2 - 1} = 381 \qquad r > 1 \text{ より} \quad \text{無限等比級数は発散する．}$$

例題7 次の数列を Σ を使って表しなさい．
(1) 初項 a 公差 d の等差数列の n 項までの和
(2) 初項 a 公比 r の等比数列の n 項までの和
(3) $a_1 + a_2 + a_3 + \cdots\cdots + a_n$
(4) $1 + (0.5) + (0.5)^2 + \cdots\cdots + (0.5)^{99}$

解

(1) $\sum_{k=1}^{n} a_k = \sum_{k=1}^{n} \{a+(k-1)d\}$ (2) $\sum_{k=1}^{n} a_k = \sum_{k=1}^{n} ar^{k-1}$ (3) $\sum_{k=1}^{n} a_k$ (4) $\sum_{k=1}^{100} (0.5)^{k-1}$

例題8 (1) $\sum_{k=1}^{n} 3 \cdot 2^k$ (2) $\sum_{k=1}^{5} 2^{6-k}$

を Σ を使わないで表しなさい．

解

(1) $3 \cdot 2 + 3 \cdot 2^2 + \cdots\cdots + 3 \cdot 2^n = 6 + 12 + \cdots\cdots + 3 \cdot 2^n$

(2) $2^5 + 2^4 + 2^3 + 2^2 + 2^1$

演習問題

問1 次の等比数列の一般項および第7項を求めなさい．また，第 n 項までの和を求めなさい．この無限等比級数が収束するときはその値も求めなさい．

(1) $5, 10, 20, 40, \ldots\ldots$ (2) $1, -3, 9, -27, \ldots\ldots$ (3) $9, 6, 4, \dfrac{8}{3}, \ldots\ldots$

問2 上記問1の無限等比級数を $\sum_{k=1}^{\infty}(a \cdot r^{k-1})$ の形で表しなさい．

ただし，$\lim_{n\to\infty}\sum_{k=1}^{n}(a \cdot r^{k-1})$ が収束するとき，これを $\sum_{k=1}^{\infty}(a \cdot r^{k-1})$ と書く．

問3 次の数列の和を Σ を用いないで各項を書き並べて表しなさい．

(1) $\sum_{k=1}^{5}(3k-5)$ (2) $\sum_{k=1}^{n} 2^{k+1}$ (3) $\sum_{k=1}^{7}(2k-1)^2$

問4 次の式はどのような数列の和か．

(1) $\sum_{k=1}^{n} 3^{k-1}$ (2) $\sum_{k=1}^{n} 2 \cdot 3^{k-1}$ (3) $\sum_{k=1}^{n} 3^{k+1}$ (4) $\sum_{k=1}^{n} 5 \cdot \left(\dfrac{1}{2}\right)^{k+1}$

問5 次の数列の和を求めなさい．

(1) $\sum_{k=1}^{n}(4k+3)$ (2) $\sum_{k=1}^{n}(3k+5)$ (3) $\sum_{k=1}^{n} 3^{k-1}$ (4) $\sum_{k=1}^{n} 2 \cdot 3^{k-1}$ (5) $\sum_{k=1}^{n} 3 \cdot \left(\dfrac{1}{2}\right)^{k-1}$

6.2 薬学で扱う問題，Σを用いた計算

ある薬物を一定量ずつ一定間隔で投与すると，前に投与した薬物がまだ体内に残っており，1回目より2回目，2回目より3回目の方が薬物の体内濃度が高くなる．これを繰り返すと体内の薬物は一定値に近づく．

体内から薬物が消失する関係式は $C = C_0 e^{-kt}$ で表される．

C：濃度　C_0：初濃度　t：時間

図6-1　上の図の①は1回目の投与時の体内量（1回目投与時の最大体内量）

①′は1回目投与の t_1 時間後の体内量

②は2回目の投与量

図6-1　下の図の②は1回目の t_1 時間後の体内量と2回目投与量の合計（2回目投与時の最大体内量）

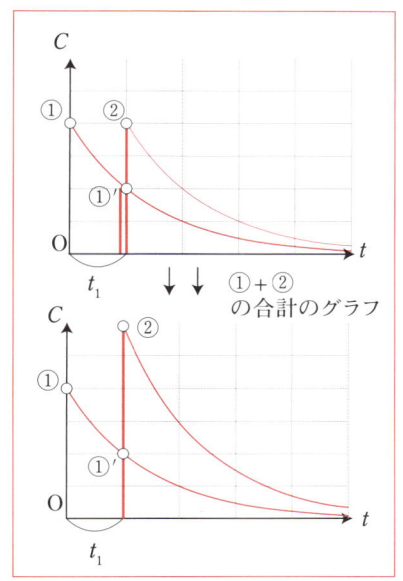

図6-1 薬物投与後の体内の濃度の変化

図6-2は t_1 時間間隔で薬物を反復静脈注射（静注）した図解である．

① C_0
② $C_0 + C_0 e^{-kt_1}$
③ $C_0 + C_0 e^{-kt_1} + C_0 e^{-2kt_1}$
④ ………
⑤ ………

なので，知りたい値は無限等比級数の和（初項 C_0，公比 e^{-kt_1}）である．

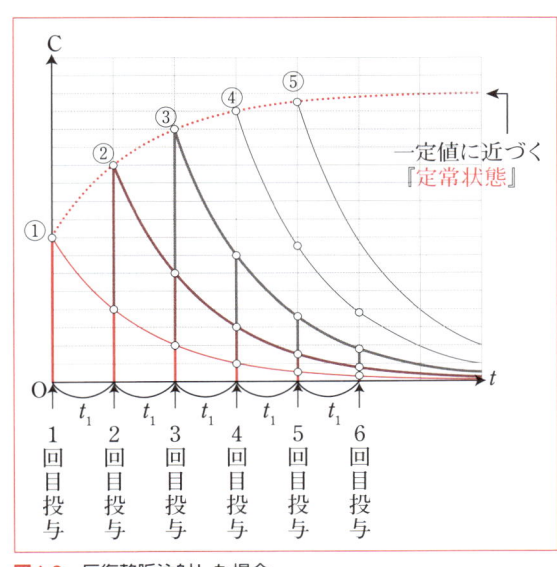

図6-2 反復静脈注射した場合

例題1 等比数列　$3,\ -\dfrac{3}{2},\ \dfrac{3}{4},\ -\dfrac{3}{8},\ \cdots\cdots$

の初項 a，公比 r，一般項 a_n，第 n 項までの和 S_n，および，無限級数 S を求めよ．

解　$a = 3,\ r = -\dfrac{1}{2},\ a_n = 3 \times \left(-\dfrac{1}{2}\right)^{n-1}$

$$S_n = \frac{3\left\{1-\left(-\frac{1}{2}\right)^n\right\}}{1-\left(-\frac{1}{2}\right)} = 2\left\{1-\left(-\frac{1}{2}\right)^n\right\} \qquad S = \frac{3}{1-\left(-\frac{1}{2}\right)} = \frac{3}{\frac{3}{2}} = 2$$

> **例題2** 次の無限等比級数の収束,発散について調べ,収束する場合は,その和を求めよ.
>
> (1) $2-3+\frac{9}{2}-\cdots$ (2) $1+\frac{1}{3}+\frac{1}{9}+\cdots$ (3) $1-\frac{2}{3}+\frac{4}{9}-\cdots$ (4) $1+\sqrt{2}+2+\cdots$

解

(1) 公比 $r=-\frac{3}{2}$ より発散する

(2) $r=\frac{1}{3}$ より収束し,$S=\dfrac{1}{1-\frac{1}{3}}=\dfrac{3}{2}$

(3) $r=-\frac{2}{3}$ より収束し,$S=\dfrac{1}{1-\left(\frac{-2}{3}\right)}=\dfrac{3}{5}$

(4) $r=\sqrt{2}$ より発散する.

> **例題3** 次の数列の和を求めなさい.
>
> (1) $\displaystyle\sum_{k=1}^{n} 3^{k-1}$ (2) $\displaystyle\sum_{k=1}^{n} 2\cdot 3^{k-1}$ (3) $\displaystyle\sum_{k=1}^{n} 2\cdot\left(\frac{2}{3}\right)^{k-1}$ (4) $\displaystyle\sum_{k=1}^{n} 3\cdot\left(\frac{1}{2}\right)^{k-1}$

解

(1) 初項 1,公比 3 の等比数列の初項から第 n 項までの和なので

$$与式 = \frac{(3^n-1)}{3-1} = \frac{3^n-1}{2}$$

(2) 初項 2,公比 3 の等比数列の初項から第 n 項までの和なので

$$与式 = \frac{2(3^n-1)}{3-1} = 3^n-1$$

(3) 初項 2,公比 $\frac{2}{3}$ の等比数列の初項から第 n 項までの和なので

$$与式 = \frac{2\left\{1-\left(\frac{2}{3}\right)^n\right\}}{1-\frac{2}{3}} = 6\left\{1-\left(\frac{2}{3}\right)^n\right\}$$

(4) 初項 3,公比 $\frac{1}{2}$ の等比数列の初項から第 n 項までの和なので

第6章 数列

$$与式 = \frac{3\left\{1-\left(\frac{1}{2}\right)^n\right\}}{1-\frac{1}{2}} = 6\left\{1-\left(\frac{1}{2}\right)^n\right\}$$

Σ は薬学の教科書の中でも使われている.

具体的には,気体の混合によるエントロピー変化で以下のように取り扱われている.

$$\Delta S = -R\sum_{i=1}^{i} n_i \ln X_i \quad \begin{cases} n_i : 混合した各成分の物質量 \\ X_i : 混合した各成分のモル分率 \end{cases}$$

例題4 上記の式を Σ を用いないで書き直しなさい.

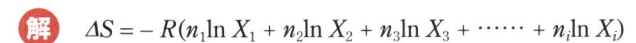

解 $\Delta S = -R(n_1 \ln X_1 + n_2 \ln X_2 + n_3 \ln X_3 + \cdots\cdots + n_i \ln X_i)$

等差,等比数列以外にも Σ 計算では以下のような公式が出てくる.

$$\sum_{k=1}^{n} c = c + c + c + \cdots\cdots + c = nc$$

$$\sum_{k=1}^{n} k = 1 + 2 + 3 + \cdots\cdots + n = \frac{1}{2}n(n+1)$$

$$\sum_{k=1}^{n} k^2 = 1^2 + 2^2 + 3^2 + \cdots\cdots + n^2 = \frac{1}{6}n(n+1)(2n+1)$$

$$\sum_{k=1}^{n} k^3 = 1^3 + 2^3 + 3^3 + \cdots\cdots + n^3 = \left\{\frac{1}{2}n(n+1)\right\}^2$$

formulas

ここでは,$\sum_{k=1}^{n} k^2$ のみ証明しよう.

$(k+1)^3 - k^3 = 3k^2 + 3k + 1$ に $k = 1, 2, 3, \cdots\cdots, n$ を代入すると

$$2^3 - 1^3 = 3 \cdot 1^2 + 3 \cdot 1 + 1$$
$$3^3 - 2^3 = 3 \cdot 2^2 + 3 \cdot 2 + 1$$
$$4^3 - 3^3 = 3 \cdot 3^2 + 3 \cdot 3 + 1$$
$$\cdots\cdots \quad \cdots \quad \cdots$$
$$(n+1)^3 - n^3 = 3 \cdot n^2 + 3 \cdot n + 1$$

求める和を S とおいて辺々を加えると

$$(n+1)^3 - 1 = 3(1^2 + 2^2 + 3^2 + \cdots\cdots + n^2) + 3(1 + 2 + 3 + \cdots\cdots + n) + n$$

$$= 3S + 3 \cdot \frac{n(n+1)}{2} + n$$

$$3S = n^3 + 3n^2 + 3n - \frac{3}{2}n(n+1) - n$$

$$= \frac{n}{2}(2n^2 + 3n + 1) = \frac{n}{2}(n+1)(2n+1)$$

∴ 公式が成り立つ.

例題 5 $\sum_{k=1}^{n}(k^2-3k+2) = \sum_{k=1}^{n}k^2 - 3\sum_{k=1}^{n}k + \sum_{k=1}^{n}2$ の値を求めなさい．

解
$$\text{与式} = \frac{1}{6}n(n+1)(2n+1) - 3\cdot\frac{1}{2}n(n+1) + 2n$$
$$= \frac{n}{6}(2n^2+3n+1-9n-9+12) = \frac{n}{6}(2n^2-6n+4) = \frac{1}{3}n(n-1)(n-2)$$

演習問題

問1 薬物を一定間隔で繰り返し投与するとき，前に投与した薬物がまだ体内に残っている．体内薬物量 X と時間 t との関係は $X = X_0 e^{-kt}$ が成り立つ．12時間間隔で薬物を反復静脈注射して，$k = 0.05775$ h^{-1} を得た．この場合，1回目から定常状態を得るには初回の投与量 (X_0^*) をいくらにすればよいか．ただし，100 mgの薬物を12時間おきに注射するものとし，$e^{-0.693} = \frac{1}{2}$ を使いなさい．

ヒント 無限等比級数の考え方：$X_0^* = \dfrac{a}{1-r} = \dfrac{X_0}{1-e^{-kt}}$

問2 血中消失半減期4時間，分布容積100 Lの薬物がある．初回（0時間），2回目（4時間後），3回目（12時間後）に各100 mgを急速静注した．3回目の急速静注直後の血中濃度として，最も近い値 [ng/mL] は次のうちどれか．なお，この薬物の体内動態は線形–1–コンパートメントモデルに従うものとする．
(1) 400　　(2) 700　　(3) 1400　　(4) 1750　　(5) 3000

（第82回薬剤師国家試験問題）

ヒント 単位の変換をしよう．投与量の血中濃度 C_0 の単位は ng/mL より
$$\frac{100\text{ mg}}{100\text{ L}} = \frac{1\text{ mg}}{1\text{ L}} = \frac{10^6\text{ ng}}{10^3\text{ mL}} = 10^3 \text{ ng/mL}$$

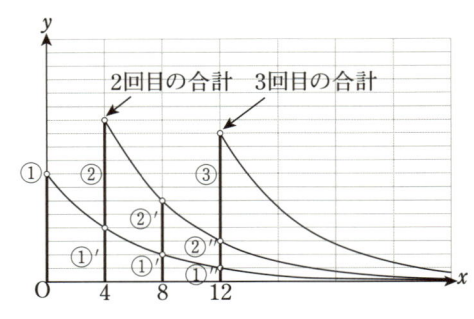

問3 次の数列の一般項 a_n，第 n 項までの和 S_n，無限級数 S を求めよ．

(1) 初項 $a = 3$，公比 $r = \dfrac{1}{2}$　　(2) 初項 $a = 2$，公比 $r = -\dfrac{1}{2}$

(3) 16, 8, 4, 2, 1, ……　　(4) 27, -9, 3, -1, ……

第7章 統計

　この章では，薬学でよく使われる統計を学ぶ．統計を学び，使うということは，実験や調査などによりデータを収集し，そのデータの集まりを分析し，全体としての傾向や特徴を知り，そのデータの集まりの中にある本質を見つけ出し，社会の中で活用していくことである．
　ここでは，データの整理の仕方として度数分布表，ヒストグラム，度数折れ線の作成方法，データの特徴を知る平均値，中央値（メジアン），最頻値（モード），データの散らばり具合を知る偏差，分散，標準偏差，2つの変数の関係の強弱を知る相関係数など統計の初歩を学ぶ．

7.1　度数分布，メジアン，モード，平均

1. 度数分布，度数分布表，相対度数，相対度数分布表

次のように集められた資料から表やグラフを作成してみよう．

表7-1　10人の学生の数学と物理の試験の点数

学籍番号	1	2	3	4	5	6	7	8	9	10
数学	7	10	6	7	8	3	8	5	9	7
物理	6	8	5	4	6	4	7	6	9	5

表7-2　10人の学生の身長 (cm) と体重 (kg)

学籍番号	1	2	3	4	5	6	7	8	9	10
身長	170	172	171	168	155	175	163	170	162	174
体重	72	64	61	56	43	75	50	66	54	59

表7-3　ハツカネズミ20匹の体重 (g) を調べたもの

19.2	9.5	12.6	20.6	10.5	16.8	13.4	21.2	17.9	15.5
11.7	15.2	14.0	16.3	12.2	17.1	14.1	13.3	18.0	13.0

> **definition**
> 　調査や実験から得られた資料の特性を数量で表す変数を**変量**といい，数学や物理などの試験の点数のようにとびとびの値をとる変量を**離散変量**，身長・体重や気温のように連続的な値をとる変量を**連続変量**という．

> **definition**
> 　データが収集されたとき，ある値のデータの個数をそのデータの**度数**といい，各値に度数を対応させたものを**度数分布**という．度数分布を表にしたものが**度数分布表**である．また，各値の度数を度数の総和で割った値を**相対度数**といい，相対度数を表の形にまとめたものを**相対度数分布表**という．

表7-4 表7-1のデータによる数学の点数の度数分布表

点数	度数
3	①
4	0
5	1
6	1
7	③
8	2
9	1
10	1
計	10

度数は1：3点をとったのは，学籍番号6番の学生1名のみ

度数は3：7点を取ったのは，学籍番号1番，4番，10番の3名

表7-5 表7-4に相対度数を追加した相対度数分布表

点数	度数	相対度数
3	①	1 ÷ 10 = 0.1
4	⓪	0 ÷ 10 = 0
5	1	0.1
6	1	0.1
7	3	0.3
8	2	0.2
9	1	0.1
10	1	0.1
計	10	1.0

すべての度数が割り切れれば必ず1.0になるはず（違う値になったら，計算間違い）

> 連続変量の度数分布表は，変量の値の範囲を重ならないように等間隔で区切り，この区切られた1つ1つの範囲を**階級**といい，この階級ごとの度数を調べて作られる．各階級の端点の差を**階級の幅**といい，端点の平均を**階級値**という．

表7-6 表7-3のデータによる相対度数分布表

階級	階級値	度数	相対度数
9 ～ 10	9.5	1	0.05
10 ～ 11	10.5	1	0.05
11 ～ 12	11.5	1	0.05
12 ～ 13	12.5	2	0.10
13 ～ 14	13.5	③	0.15
14 ～ 15	14.5	2	0.10
15 ～ 16	15.5	2	0.10
16 ～ 17	16.5	2	0.10
17 ～ 18	17.5	2	0.10
18 ～ 19	18.5	1	0.05
19 ～ 20	19.5	1	0.05
20 ～ 21	20.5	1	0.05
21 ～ 22	21.5	1	0.05
計		20	1.00

階級の左端は以上，右端は未満，この階級の場合，9以上10未満を示している．

この表の場合，階級の幅は1．

13.0は，「13～14」に入る．13.4, 13.3, 13.0が該当し，度数は3．

階級値 ＝ 端点の平均 ＝ $\frac{15+16}{2}$ ＝ 15.5

計算はほかの階級でも同様．

> 度数分布表を柱状のグラフで表したものを**ヒストグラム**といい，それぞれの変量のヒストグラムの長方形の上の辺の中点を結んでできる折れ線グラフを**度数折れ線**という．

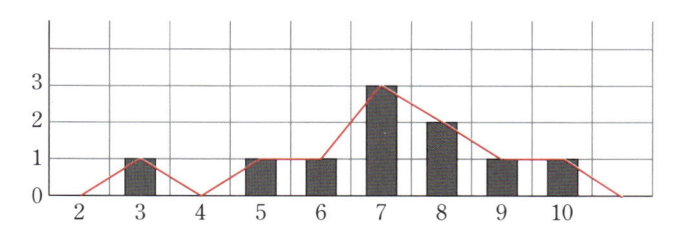

図7-1 表7-1のデータより数学の点数のヒストグラムと度数折れ線

> **例題1** 表7-1のデータの物理の点数の度数分布表，相対度数分布表，表7-2の身長のデータの相対度数分布表（階級は「150～155」など幅5 cmとして），ヒストグラム，度数折れ線，表7-1のデータの物理の点数のヒストグラム，度数折れ線を作成してみよう．

解

表7-7 表7-1のデータによる物理の点数の度数分布表

点数	度数
4	2
5	2
6	3
7	1
8	1
9	1
計	10

表7-8 物理の点数の相対度数分布表

点数	相対度数
4	0.2
5	0.2
6	0.3
7	0.1
8	0.1
9	0.1
計	1

表7-9 表7-2のデータの身長についての相対度数分布表

階級	階級値	度数	相対度数
150～155	152.5	0	0
155～160	157.5	1	0.1
160～165	162.5	2	0.2
165～170	167.5	1	0.1
170～175	172.5	5	0.5
175～180	177.5	1	0.1
計		10	1

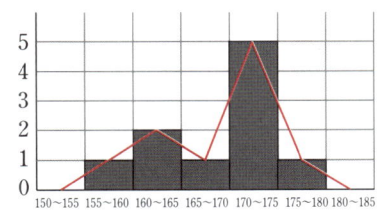

図7-2 表7-2のデータより身長のヒストグラムと度数折れ線

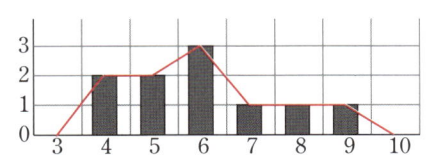

図7-3 表7-1のデータより物理の点数のヒストグラムと度数折れ線

2．平均値・中央値（メジアン）・最頻値（モード）

> n個のデータ $x_1, x_2, x_3, \ldots, x_n$ があるとき，$\dfrac{\text{データの和}}{\text{データの総数}}$ をこの n個の平均といい $\bar{x}$ で表す．また，この n個のデータを小さい順に並べたとき中央にくるデータの値を中央値（メジアン）という．データの中で度数が最も多く現れているデータの値を最頻値（モード）という．

7.1 度数分布，メジアン，モード，平均

例題2 次のデータの平均値とメジアンを求めよ．
(1) 31, 47, 69, 54 　　(2) 125, 34, 73, 105, 99

解

(1) $\bar{x} = \dfrac{31+47+69+54}{4} = \dfrac{201}{4} = 50.25$, 　　メジアン $= \dfrac{47+54}{2} = 50.5$

(2) $\bar{x} = \dfrac{125+34+73+105+99}{5} = \dfrac{436}{5} = 87.2$, 　メジアン $= 99$

メジアンはデータ数 n が奇数のときには中央のデータ，n が偶数のときには中央2個のデータの平均である．

演習問題

問1 次のような10個のデータがある．相対度数も含めた度数分布表を作成せよ．
　　　データ　{7, 5, 5, 8, 4, 6, 3, 5, 9, 8}

問2 表7-2の学生の体重について，階級を40（以上）～45（未満）からはじめて度数分布表を作成せよ．

問3 次のデータは30歳代の男・女20人の健康診断での収縮期血圧（最高血圧：mmHg）を調べたものである．度数分布表とヒストグラムを作成せよ．

| 121 | 131 | 119 | 130 | 127 | 124 | 129 | 127 | 123 | 125 |
| 125 | 127 | 117 | 123 | 127 | 126 | 118 | 125 | 124 | 122 |

問4 次のデータは，ハツカネズミ20匹の頭胴長 [cm] を調べたものである．階級を5.0（以上）～5.5（未満）からはじめて度数分布表を作成せよ．

| 7.3 | 6.8 | 5.3 | 9.6 | 5.5 | 7.2 | 9.1 | 6.4 | 7.4 | 7.9 |
| 6.0 | 7.2 | 6.2 | 8.1 | 8.6 | 6.7 | 9.0 | 7.5 | 7.6 | 6.6 |

問5 前問のヒストグラムと度数折れ線を作成せよ．

問6 次のデータのメジアン，平均値を求めよ．
(1) {53, 65, 48, 57, 62}　　(2) {165, 157, 152, 173, 169, 175, 159, 162}

7.2 分散・標準偏差

1. 和の記号 Σ
数の和を表す記号 Σ を使うと，式が見やすい．

$$\sum_{i=1}^{n} x_i = x_1 + x_2 + x_3 + \cdots\cdots + x_n$$

（n：添字の最後の値，i が添字，1：添字の最初の値）

と定義する．

こうすると，

$$1 + 3 + 5 + 7 + 9 + 11 = \sum_{i=1}^{6}(2i-1)$$

と表せるし，

$$(x_1-\bar{x})^2 + (x_2-\bar{x})^2 + (x_3-\bar{x})^2 + \cdots\cdots + (x_n-\bar{x})^2 = \sum_{i=1}^{n}(x_i-\bar{x})^2$$

と表せる．

2. 分散・標準偏差

データの集まりから，その特性や散らばり具合を調べる方法を考えよう．

$x_1, x_2, x_3, \cdots\cdots, x_n$ の平均を $\bar{x}$ とすると，$x_i - \bar{x}$ を x_i の偏差という．各データの偏差を2乗してその総和を $(n-1)$ で割ったものを分散といい，σ^2 で表す．データの散らばり具合を表す数値に標準偏差があり，分散の正の平方根がこれである．

n 個のデータ $x_1, x_2, x_3, \cdots\cdots, x_n$ があるとき

(1) 平均　　$\bar{x} = \dfrac{x_1 + x_2 + x_3 + \cdots\cdots + x_n}{n} = \dfrac{1}{n}\sum_{i=1}^{n} x_i$

(2) 分散　　$\sigma^2 = \dfrac{(x_1-\bar{x})^2 + (x_2-\bar{x})^2 + \cdots\cdots + (x_n-\bar{x})^2}{n-1}$

$\qquad\qquad\quad = \dfrac{1}{n-1}\sum_{i=1}^{n}(x_i-\bar{x})^2$

(3) 標準偏差　$\sigma = \sqrt{\dfrac{1}{n-1}\sum_{i=1}^{n}(x_i-\bar{x})^2}$

母集団と標本については式が異なるものがあるので注意を要する．

5年に1度実施される国勢調査は，国内に住んでいる人全員について実施される．また，新聞社などが実施している内閣支持率の調査などは国勢調査とは違って国民全員でなく一部の人から回答を得て調査している．このように，対象とする集団全体を母集団といい，

母集団の中から一部を抽出して母集団に替えるとき，抽出したものを<u>標本</u>という．

データの散らばり具合を表す，分散や標準偏差は母集団と標本では異なる式を使う．薬学では，よく標本のものが使われる．

母集団の場合

$$\text{分散}\quad \sigma^2 = \frac{1}{n}\sum_{i=1}^{n}(x_i - \bar{x})^2, \qquad \text{標準偏差}\quad \sigma = \sqrt{\frac{1}{n}\sum_{i=1}^{n}(x_i - \bar{x})^2}$$

標本の場合

$$\text{分散}\quad \sigma^2 = \frac{1}{n-1}\sum_{i=1}^{n}(x_i - \bar{x})^2, \qquad \text{標準偏差}\quad \sigma = \sqrt{\frac{1}{n-1}\sum_{i=1}^{n}(x_i - \bar{x})^2}$$

データ $\{x_1, x_2, \ldots, x_n\}$ の偏差 $(x_i - \bar{x})$ の平均値は 0 になる．

$$\text{偏差の平均値} = \frac{(x_1 - \bar{x}) + (x_2 - \bar{x}) + \cdots + (x_n - \bar{x})}{n}$$

$$= \frac{1}{n}\sum_{i=1}^{n}(x_i - \bar{x}) = \frac{1}{n}\sum_{i=1}^{n}x_i - \frac{1}{n}\sum_{i=1}^{n}\bar{x}$$

$$= \bar{x} - \frac{1}{n}\underbrace{(\bar{x} + \bar{x} + \cdots + \bar{x})}_{n\text{個}} = \bar{x} - \frac{1}{n}\cdot n\bar{x} = 0$$

n 個のデータをもつ変量 x があるとき，$\sum_{i=1}^{n}x_i$，$\sum_{i=1}^{n}x_i^2$ を計算することにより標準偏差を求めてみよう．

$$\sigma^2 = \frac{(x_1 - \bar{x})^2 + (x_2 - \bar{x})^2 + \cdots + (x_n - \bar{x})^2}{n-1}$$

　　　　[$(x_i - \bar{x})^2$ を展開]

$$= \frac{(x_1^2 + x_2^2 + \cdots + x_n^2) - 2(x_1 + x_2 + \cdots + x_n)\bar{x} + n\bar{x}^2}{n-1}$$

　　　　[2項目を変形]

$$= \frac{\sum_{i=1}^{n}x_i^2 - 2n\bar{x}\cdot\frac{1}{n}\sum_{i=1}^{n}x_i + n\bar{x}^2}{n-1} = \frac{\sum_{i=1}^{n}x_i^2 - 2n\bar{x}^2 + n\bar{x}^2}{n-1}$$

　　　　[$\frac{1}{n}\sum_{i=1}^{n}x_i = \bar{x}$]

$$= \frac{\sum_{i=1}^{n}x_i^2 - n\bar{x}^2}{n-1} = \frac{\sum_{i=1}^{n}x_i^2 - n\left(\frac{1}{n}\sum_{i=1}^{n}x_i\right)^2}{n-1} = \frac{\sum_{i=1}^{n}x_i^2 - \frac{1}{n}\left(\sum_{i=1}^{n}x_i\right)^2}{n-1}$$

　　　　[分母分子に n を掛ける．]

$$= \frac{n\cdot\sum_{i=1}^{n}x_i^2 - \left(\sum_{i=1}^{n}x_i\right)^2}{n(n-1)}$$

よって標準偏差

$$\sigma = \sqrt{\frac{n\cdot\sum_{i=1}^{n}x_i^2 - \left(\sum_{i=1}^{n}x_i\right)^2}{n(n-1)}}$$

例題1 次のデータのメジアン，モード，平均値，分散および標準偏差（小数点以下第2位まで）を求めよ．

$$\{6,\ 7,\ 7,\ 8,\ 9,\ 10,\ 10,\ 10,\ 11,\ 12\}$$

解

データ	度数	データ×度数	偏差	偏差の2乗	偏差の2乗×度数
6	1	6	−3	9	9
7	2	14	−2	4	8
8	1	8	−1	1	1
9	1	9	0	0	0
10	3	30	1	1	3
11	1	11	2	4	4
12	1	12	3	9	9
計	10	90			34

メジアン $\dfrac{9+10}{2} = 9.5$

モード　10

$\bar{x} = \dfrac{90}{10} = 9$

$\sigma^2 = \dfrac{34}{10-1} = \dfrac{34}{9} \fallingdotseq 3.78$

$\sigma = \sqrt{3.78} \fallingdotseq 1.94 \quad (1.94^2 = 3.7636)$

$x_1 = 6$
$x_2 = 7,\ x_3 = 7$
$x_4 = 8,\ x_5 = 9$
$x_6 = 10,\ x_7 = 10,\ x_8 = 10$
$x_9 = 11,\ x_{10} = 12$
なので

$\sum_{i=1}^{n} x_i =$「データ×度数」の総和

$\sum_{i=1}^{n} (x_i - \bar{x})^2 =$「偏差の2乗×度数」

の総和で計算できる．

別解

$\sigma^2 = \dfrac{(6-9)^2 + 2(7-9)^2 + (8-9)^2 + (9-9)^2 + 3(10-9)^2 + (11-9)^2 + (12-9)^2}{10-1}$

$= \dfrac{34}{9} = 3.78 \qquad \sigma = \sqrt{3.78} \fallingdotseq 1.94$

例題2 表7-10のデータは，10人の学生の10点満点の数学と物理の試験の点数である．$\sum_{i=1}^{n} x_i,\ \sum_{i=1}^{n} x_i^2$ を計算することで，数学の平均，分散，標準偏差を求めよ．

表7-10 10人の学生の点数

学籍番号	1	2	3	4	5	6	7	8	9	10
数学	7	10	6	7	8	3	8	5	9	7
物理	6	8	5	4	6	4	7	6	9	5

解

データ	度数	データの2乗	データ×度数	データの2乗×度数
3	1	9	3	9
4	0	16	0	0
5	1	25	5	25
6	1	36	6	36
7	3	49	21	147
8	2	64	16	128
9	1	81	9	81
10	1	100	10	100
計	10		⑦⓪	⑤②⑥

$\sum_{i=1}^{n} x_i$ $\sum_{i=1}^{n} x_i^2$

$$\bar{x} = \frac{70}{10} = 7, \quad \sigma_x^2 = \frac{10 \cdot 526 - 70^2}{10(10-1)} = \frac{10(526-490)}{9 \cdot 10} = \frac{36}{9} = 4$$

$$\sigma_x = \sqrt{\sigma_x^2} = \sqrt{4} = 2$$

データ x の標準偏差という意味で σ_x と x を添えた.

演習問題

問1 次のデータの分散, 標準偏差を求めよ.
(1) $\{53, 65, 48, 57, 62\}$ (2) $\{165, 157, 152, 173, 169, 175, 159, 162\}$

問2 下記のデータについて, 表を完成させて, メジアン, モード, 平均値 $\bar{x}$, 分散 σ^2, 標準偏差 σ を求めよ. 表中の x_i はデータである.
$\{8, 9, 9, 10, 10, 10, 10, 11, 11, 12\}$

x_i	度数	$x_i \cdot$ 度数	$x_i - \bar{x}$	$(x_i - \bar{x})^2$	度数 $\cdot (x_i - \bar{x})^2$
8	1				
9	2	18			
10	4				
11	2				
12	1	12			
計	10				

問3 表7-10の物理の平均 $\bar{x}$, 分散 σ^2, 標準偏差 σ を小数点以下第2位まで求めよ.

7.3 相関係数

1. 散布図（相関図）

2つの変量 x, y を，座標平面上に図示して，その関係を調べてみよう．

表7-11 2つの変量

データNO	x	y
1	x_1	y_1
2	x_2	y_2
.	.	.
.	.	.
.	.	.
n	x_n	y_n

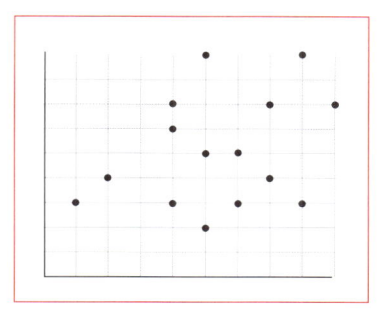

図7-4 散布図（相関図）

n 個のデータ (x_1, y_1), (x_2, y_2), ……, (x_n, y_n) を x-y 平面上の点として表したものが，散布図（相関図）といわれている．

2つの変量 x, y の散布図を作成してみると，いくつかのパターンがあることに気づく．

(1) x, y のデータのうち，一方が増加すれば他方も増加する関係にあるとき，
2つの変量 x, y の間には正の相関があるという．

(2) x, y のデータのうち，一方が増加すれば他方は減少する関係にあるとき，
2つの変量 x, y の間には負の相関があるという．

(3) x, y のデータがランダムの関係にあるとき，2つの変量 x, y は無相関であるという．

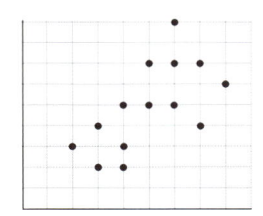

図7-5 正の相関 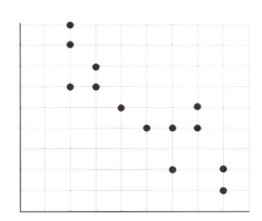　　図7-6 負の相関 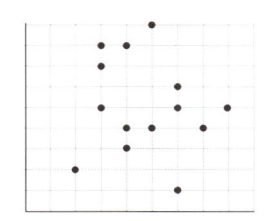　　図7-7 無相関

2. 相関係数

2つの変量 x, y の散布図を作成してみると，このデータ間には正の相関があったり，負の相関があったり，無相関であったりすることがわかるが，この強さを数値で表す方法を考えよう．

2つの変量 x, y のそれぞれの平均を $\bar{x}$, $\bar{y}$ それぞれの標準偏差を σ_x, σ_y とするとき，相関係数 r を次のように定義する．

> **相関係数 r**
>
> $$r = \frac{1}{\sigma_x \sigma_y} \cdot \frac{1}{n-1} \sum_{i=1}^{n} (x_i - \overline{x})(y_i - \overline{y})$$

このように定義すると，

$$\sigma_x = \sqrt{\frac{1}{n-1}\sum_{i=1}^{n}(x_i-\overline{x})^2}, \quad \sigma_y = \sqrt{\frac{1}{n-1}\sum_{i=1}^{n}(y_i-\overline{y})^2}$$ であるから，

$$\sigma_x \sigma_y = \sqrt{\frac{1}{n-1}\sum_{i=1}^{n}(x_i-\overline{x})^2} \cdot \sqrt{\frac{1}{n-1}\sum_{i=1}^{n}(y_i-\overline{y})^2}$$

$$= \frac{1}{n-1}\sqrt{\sum_{i=1}^{n}(x_i-\overline{x})^2}\sqrt{\sum_{i=1}^{n}(y_i-\overline{y})^2} \quad \text{となる.}$$

$$r = \frac{n-1}{\sqrt{\sum_{i=1}^{n}(x_i-\overline{x})^2}\sqrt{\sum_{i=1}^{n}(y_i-\overline{y})^2}} \cdot \frac{1}{n-1}\sum_{i=1}^{n}(x_i-\overline{x})(y_i-\overline{y})$$

$$= \frac{\sum_{i=1}^{n}(x_i-\overline{x})(y_i-\overline{y})}{\sqrt{\sum_{i=1}^{n}(x_i-\overline{x})^2}\sqrt{\sum_{i=1}^{n}(y_i-\overline{y})^2}}$$

$$= \frac{(x_1-\overline{x})(y_1-\overline{y})+(x_2-\overline{x})(y_2-\overline{y})+\cdots+(x_n-\overline{x})(y_n-\overline{y})}{\sqrt{(x_1-\overline{x})^2+(x_2-\overline{x})^2+\cdots+(x_n-\overline{x})^2}\sqrt{(y_1-\overline{y})^2+(y_2-\overline{y})^2+\cdots+(y_n-\overline{y})^2}}$$

> 2つの変量 x, y の相関係数を r とすると
>
> $$r = \frac{1}{\sigma_x \sigma_y} \cdot \frac{1}{n-1}\sum_{i=1}^{n}(x_i-\overline{x})(y_i-\overline{y}) = \frac{\sum_{i=1}^{n}(x_i-\overline{x})(y_i-\overline{y})}{\sqrt{\sum_{i=1}^{n}(x_i-\overline{x})^2}\sqrt{\sum_{i=1}^{n}(y_i-\overline{y})^2}}$$
>
> $$= \frac{(x_1-\overline{x})(y_1-\overline{y})+(x_2-\overline{x})(y_2-\overline{y})+\cdots+(x_n-\overline{x})(y_n-\overline{y})}{\sqrt{(x_1-\overline{x})^2+(x_2-\overline{x})^2+\cdots+(x_n-\overline{x})^2}\sqrt{(y_1-\overline{y})^2+(y_2-\overline{y})^2+\cdots+(y_n-\overline{y})^2}}$$

n 次元ベクトル $\vec{a} = (x_1-\overline{x}, x_2-\overline{x},\ldots,x_n-\overline{x})$, $\vec{b} = (y_1-\overline{y}, y_2-\overline{y},\ldots,y_n-\overline{y})$ のなす角を θ とすれば

$$\cos\theta = \frac{(x_1-\overline{x})(y_1-\overline{y})+(x_2-\overline{x})(y_2-\overline{y})+\cdots+(x_n-\overline{x})(y_n-\overline{y})}{\sqrt{(x_1-\overline{x})^2+(x_2-\overline{x})^2+\cdots+(x_n-\overline{x})^2}\sqrt{(y_1-\overline{y})^2+(y_2-\overline{y})^2+\cdots+(y_n-\overline{y})^2}}$$

となる．この式の右辺は相関係数 r と同じであり，相関係数の性質からみても，$\cos$ の性質からみても，$-1 \leqq r \leqq 1$ となる．

例題1 表7-12は，10人の学生の10点満点の数学と英語の試験結果である．散布図を作成し，相関係数を求めよ．

表7-12 数学と英語の点数

学籍番号	1	2	3	4	5	6	7	8	9	10
数学	8	9	6	3	10	7	8	4	6	9
英語	4	5	7	8	6	3	3	9	9	6

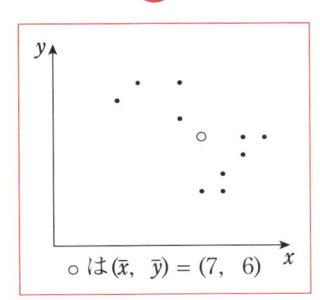

解

(数学, 英語) = (x, y) とし，数学の平均 = $\bar{x}$，英語の平均 = $\bar{y}$ とする．

$$\bar{x} = \frac{8+9+6+\cdots+9}{10} = 7$$

$$\bar{y} = \frac{4+6+7+\cdots+5}{10} = 6$$

数学と英語の得点の標準偏差 σ_x, σ_y とすると

図7-9 散布図 ○ は $(\bar{x}, \bar{y}) = (7, 6)$

$$\sigma_x = \sqrt{\frac{1}{n-1}\sum_{i=1}^{n}(x_i-\bar{x})^2} = \sqrt{\frac{46}{9}} = \frac{\sqrt{46}}{3}, \quad \sigma_y = \sqrt{\frac{1}{n-1}\sum_{i=1}^{n}(y_i-\bar{y})^2} = \sqrt{\frac{46}{9}} = \frac{\sqrt{46}}{3}$$

$$r = \frac{\sum_{i=1}^{n}(x_i-\bar{x})(y_i-\bar{y})}{\sqrt{\sum_{i=1}^{n}(x_i-\bar{x})^2}\sqrt{\sum_{i=1}^{n}(y_i-\bar{y})^2}} = \frac{-28}{\sqrt{46}\sqrt{46}} = -0.61$$

学籍番号 (i)	x_i	y_i	$x_i-\bar{x}$	$y_i-\bar{y}$	$(x_i-\bar{x})^2$	$(y_i-\bar{y})^2$	$(x_i-\bar{x})(y_i-\bar{y})$
1	8	4	1	−2	1	4	−2
2	9	5	2	−1	4	1	−2
3	6	7	−1	1	1	1	−1
4	3	8	−4	2	16	4	−8
5	10	6	3	0	9	0	0
6	7	3	0	−3	0	9	0
7	8	3	1	−3	1	9	−3
8	4	9	−3	3	9	9	−9
9	6	9	−1	3	1	9	−3
10	9	6	2	0	4	0	0
計	70	60			㊻	㊻	−28

直接，次のように計算しても，標準偏差，相関係数は求められる．

$$\sigma_x = \sqrt{\frac{(3-7)^2+(4-7)^2+2\cdot(6-7)^2+(7-7)^2+2\cdot(8-7)^2+2\cdot(9-7)^2+(10-7)^2}{10-1}}$$

$$= \sqrt{\frac{46}{9}} = \sqrt{5.1}$$

$$\sigma_y = \sqrt{\frac{2\cdot(3-6)^2+(4-6)^2+(5-6)^2+2\cdot(6-6)^2+(7-6)^2+(8-6)^2+2\cdot(9-6)^2}{10-1}}$$

$$= \sqrt{\frac{46}{9}} = \sqrt{5.1}$$

$$r = \frac{1}{\sigma_x \cdot \sigma_y} \cdot \frac{1}{10-1} \sum_{i=1}^{10}(x_i-\bar{x})(y_i-\bar{y}) = \frac{1}{\sqrt{5.1}\cdot\sqrt{5.1}}\cdot\frac{1}{9}\cdot(-28) = -0.61$$

演習問題

問1 下記のデータは10人の学生の10点満点の数学と物理の試験の点数である．散布図を作成し，相関係数を求めよ．

学籍番号	1	2	3	4	5	6	7	8	9	10
数学	7	10	6	7	8	3	8	5	9	7
物理	6	8	5	4	6	4	7	6	9	5

問2 下記のデータは10人の学生の身長と体重を調査したものである．散布図を作成し，相関関係を求めよ．ただし $\sqrt{58} = 7.6$ とする．

学籍番号	1	2	3	4	5	6	7	8	9	10
身長	170	172	171	168	155	175	163	170	162	174
体重	72	64	61	56	43	75	50	66	54	59

問3 下の表は大学1年生の女子5人の垂直跳び x [cm] と 50 m走 y [秒] の測定結果である．次の問に答えよ．

垂直跳び	47	39	49	47	43
50 m走	8.7	9.0	8.9	8.4	9.0

(1) 垂直跳びの平均値と標準偏差を求めよ．
(2) 50 m走の平均値と標準偏差を求めよ．
(3) 垂直跳びと50 m走の相関係数を求めよ．

7.4 共分散の定義と総合練習

n個のデータをもつ2つの変量x, yの間の関係を数値で表す尺度に共分散という考え方がある．

> **共分散** s_{xy} は
> $$s_{xy} = \frac{1}{n-1}\sum_{i=1}^{n}(x_i-\bar{x})(y_i-\bar{y})$$
> で定義される．

$x_i-\bar{x}$, $y_i-\bar{y}$ の値は，それぞれデータが平均より大きければプラスの数になり，平均より小さければマイナスの数になる．s_{xy}が正の数になることは，$(x_i-\bar{x})(y_i-\bar{y})$の多くの値がプラスになっていて，正の相関があることを示している．

また，s_{xy}が負の数になることは，$(x_i-\bar{x})(y_i-\bar{y})$の値の多くが負になっていて，負の相関があることを示している．

相関関数rと共分散s_{xy}の間には，xの標準偏差をσ_x, yの標準偏差をσ_yとするとそれぞれの定義から次のような関係が成り立つ．

$$r = \frac{1}{\sigma_x\sigma_y}\cdot\frac{1}{n-1}\sum_{i=1}^{n}(x_i-\bar{x})(y_i-\bar{y})$$

$$s_{xy} = \frac{1}{n-1}\sum_{i=1}^{n}(x_i-\bar{x})(y_i-\bar{y})$$

であるから，$r = \dfrac{s_{xy}}{\sigma_x\sigma_y}$

> **例題1** 7.2節の例題2 (p.63) の数学と物理の点数から共分散の値を求めよ．
>
> **表7-10** 10人の学生の点数（再掲）
>
> | 学籍番号 | 1 | 2 | 3 | 4 | 5 | 6 | 7 | 8 | 9 | 10 |
> |---|---|---|---|---|---|---|---|---|---|---|
> | 数学 | 7 | 10 | 6 | 7 | 8 | 3 | 8 | 5 | 9 | 7 |
> | 物理 | 6 | 8 | 5 | 4 | 6 | 4 | 7 | 6 | 9 | 5 |

解

$\bar{x}=7$, $\bar{y}=6$, であるから

$\sum_{i=1}^{n}(x_i-\bar{x})(y_i-\bar{y})$
$= 0\cdot 0 + 3\cdot 2 + (-1)\cdot(-1) + 0\cdot(-2) + 1\cdot 0 + (-4)\cdot(-2) + 1\cdot 1 + (-2)\cdot 0 + 2\cdot 3 + 0\cdot(-1) = 22$

∴ $s_{xy} = \dfrac{22}{10-1} ≒ 2.4$

演習問題

問1 7.3演習問題（p.68）問3の共分散の値を求めよ．

問2 1から12までの目が記されている正12面体のサイコロがある．このサイコロを20回振ったとき出た目の数は次のとおりである．表の空欄を埋めながら平均，分散，標準偏差を求めよ．ただし，分散，標準偏差は，下の公式を使いなさい．

回数	1	2	3	4	5	6	7	8	9	10	11	12	13	14	15	16	17	18	19	20
出た目	7	3	9	10	2	5	12	1	8	10	4	5	11	7	6	12	8	3	9	7

分散，標準偏差の公式

$$\sigma^2 = \frac{n \cdot \sum_{i=1}^{n} x_i^2 - \left(\sum_{i=1}^{n} x_i\right)^2}{n(n-1)}$$

$$\sigma = \sqrt{\frac{n \cdot \sum_{i=1}^{n} x_i^2 - \left(\sum_{i=1}^{n} x_i\right)^2}{n(n-1)}} \quad \text{(p.62 参照)}$$

出目	度数	(出目)^2	出目×度数	(出目)^2×度数
1				
2				
3				
4				
5				
6				
7				
8				
9				
10				
11				
12				
計				

第8章 関数

薬学では時間の変化に伴う濃度の変化を理解することが求められる．そのため，導き出した式からグラフをイメージして，変化を読み解く能力は欠くことができない．ここでは，薬学に出てくる1次関数，分数関数，指数関数などのグラフを何度も扱う．薬学には欠かすことのできない分野だからである．

8.1 関数のグラフ

関数
2つの変数 x, y があって，x の値を定めるとそれに対応して y の値がただ1つ定まるとき，y は x の関数といい，$y = f(x)$ と表す．

薬学のグラフは薬品の反応後を扱うのでここでは $x \geq 0$ の範囲で考える．

1. 1次関数 $y = ax + b$ のグラフ

   1次関数のグラフのチェックポイントは傾き a と切片 b である．

   $y = \dfrac{3}{5}x$　　　　$y = \dfrac{3}{5}x + 2$　　　　$y = -\dfrac{3}{5}x + 6$

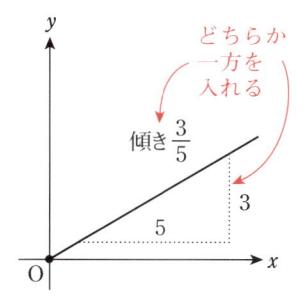

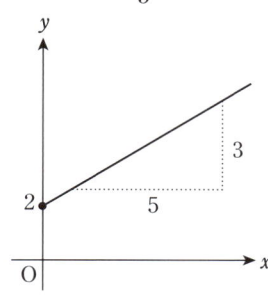

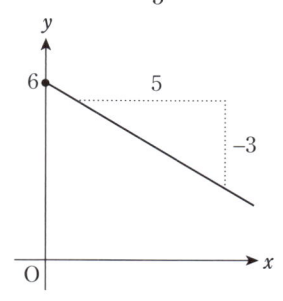

   図8-1　1次関数のグラフの例（薬学では傾きのことを勾配と表記している）

2. 指数関数 $y = a^x$ のグラフ

   描くときには切片を確認して書き入れる．

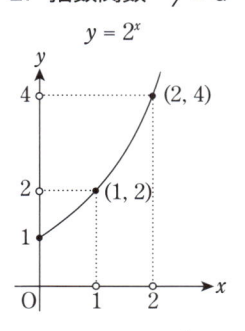

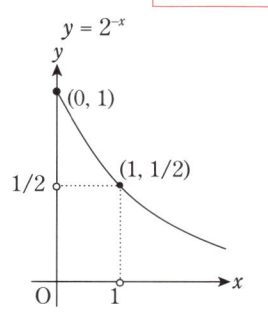

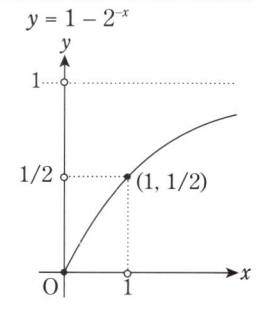

   $y = 2^x$　　　　$y = 2^{-x}$　　　　$y = 1 - 2^{-x}$

   図8-2　指数関数のグラフの例

3. 分数関数 $y = \dfrac{a}{x}$ のグラフ

描くときには切片を書き入れる.

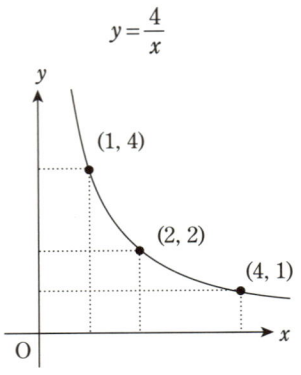

このグラフを
x 軸方向へ a
y 軸方向へ b
平行移動すると
$(y-b) = \dfrac{4}{(x-a)}$
となる. 書き直すと
$y = \dfrac{4}{x-a} + b$

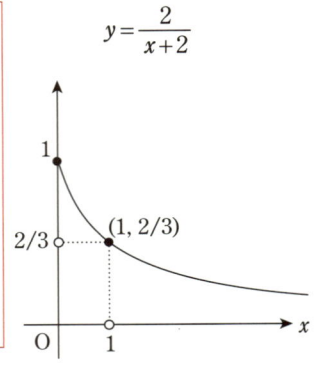

図 8-3 分数関数のグラフの例

例題 1 2 次反応式 $\dfrac{1}{C} = \dfrac{1}{C_0} + kt$ は上記 1.～3. の分類でどんな関数になるか.

解 条件式を書き直すと $\dfrac{1}{C} = \dfrac{C_0 kt + 1}{C_0}$, 逆数をとると $C = \dfrac{C_0}{C_0 kt + 1} = \dfrac{\frac{1}{k}}{t + \frac{1}{C_0 k}}$

$y = \dfrac{a}{x+b}$ の形になっているから, 分数関数である.

例題 2 下記の式において $C_A = \dfrac{C_0}{2}$ のとき, t を表す式を求めよ (グラフを描くときには式の変形がよく使われる).

(1) $C_A = C_0 - kt$　　(2) $C_A = C_0 e^{-kt}$　　(3) $\dfrac{1}{C_A} = \dfrac{1}{C_0} + kt$

解

(1) $\dfrac{C_0}{2} = C_0 - kt$

$kt = \dfrac{C_0}{2}$

$\therefore t = \dfrac{C_0}{2k}$

(2) $\dfrac{C_0}{2} = C_0 e^{-kt}$

$e^{-kt} = \dfrac{1}{2}$

$-kt = \ln\dfrac{1}{2} = -\ln 2$

$t = \dfrac{\ln 2}{k} = \dfrac{0.693}{k}$

(3) $\left(\dfrac{1}{\frac{C_0}{2}} =\right) \dfrac{2}{C_0} = \dfrac{1}{C_0} + kt$

分母分子に 2 を掛ける.

$\dfrac{1}{C_0} = kt$

$t = \dfrac{1}{kC_0}$

---

formulas

$\ln 2 = \log_e 2 = 0.693$

よく出てくるので暗記しよう.

例題3 粉体層のぬれ速度を調べるとき，液面の上昇距離 L と時間 t の間には次式の関係が成り立つことが知られている．

$$L^2 = \frac{R\gamma\cos\theta}{2\eta}t \quad \begin{cases} R：平均毛細管 \\ \gamma：液体の表面張力 \quad \eta：動粘度 \quad t：時間 \\ \theta：接触角 \end{cases}$$

同一粉体層を用い，液体の粘度以外はすべて同一条件で実験を行ったとき（R, γ, $\cos\theta$ は一定とする．），η が 4.0 mm²/s の液体を用いて行った実験結果 (A)，η が 2.0 mm²/s の液体を用いて行った実験結果 (B) として正しいものは図のうちどれか．選んだ根拠も記載しなさい． （第82回薬剤師国家試験問題）

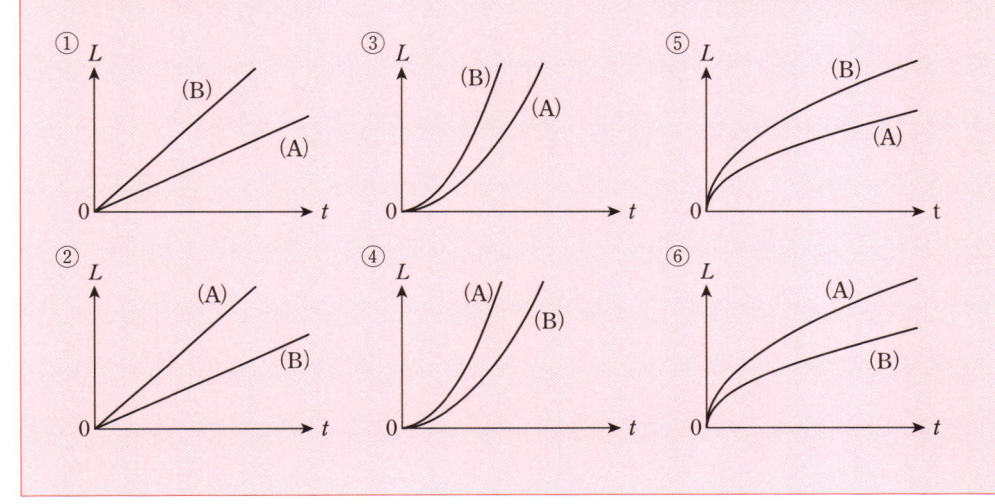

式の見た目に惑わされることなく簡素化して考えると簡単に理解できる．

解 （図の縦軸，横軸の変数を見ると上昇距離 L と時間 t になっている）
L と t 以外の文字を1に置き換えてみると，

$L^2 = t$ すなわち $L = \sqrt{t}$ ……①

無理関数 $y = \sqrt{x}$ のグラフより（p.15参照），⑤か⑥になる．
（あとは (A) が上か，(B) が上かの判断なので η 以外の文字を1にして）
(A) に $\eta = 4$，(B) に $\eta = 2$ を代入すると，

(A) は $L^2 = \dfrac{1}{8}t$ (B) は $L^2 = \dfrac{1}{4}t$

たとえば，$t = 1$ のときのグラフの (A) の高さは $\sqrt{\dfrac{1}{8}} = \sqrt{\dfrac{2}{16}} = \dfrac{\sqrt{2}}{4}$，(B) の高さは $\sqrt{\dfrac{1}{4}} = \dfrac{1}{2} = \dfrac{2}{4}$ となり，分子を比較すると $\sqrt{2} < 2$ となるから，(A) < (B)，すなわち⑤になる．

演習問題

問1 次の1次関数のグラフを描きなさい．

(1) $y = -\dfrac{2}{5}x + 4$ $(x \geqq 0)$

(2) $C = -kt + C_0$
$(t \geqq 0, k > 0)$
傾きと切片を入れる

(3) $\ln C = -kt + \ln C_0$
$(t \geqq 0, k > 0)$
傾きと切片を入れる

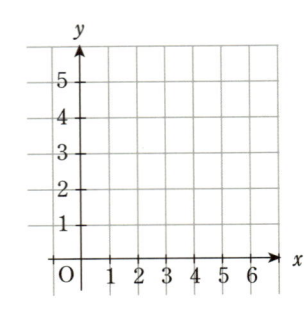

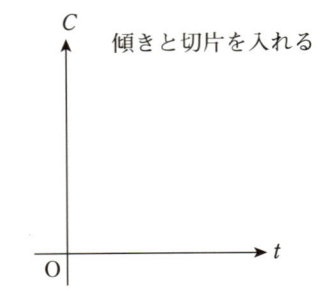

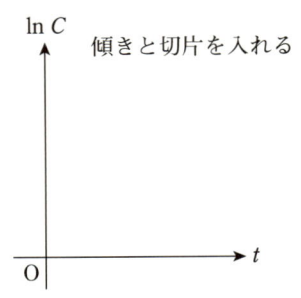

問2 次のグラフの簡単な概略図を描け（ただし，$x \geqq 0$ とする）．

(1) $y = x^2$ (2) $y = \sqrt{x}$ (3) $y = \dfrac{1}{x}$ (4) $y = 2^x$ (5) $y = 2^{-x}$ (6) $y = \log_2 x$

問3 次のグラフを描きなさい（軸の文字に注目しよう）．

(1) $y = \dfrac{4}{x}$

(2) $y = \dfrac{4}{x+2}$

(3) $\dfrac{1}{C} = \dfrac{1}{C_0} + kt$

(4) $\dfrac{1}{C} = \dfrac{1}{C_0} + kt$

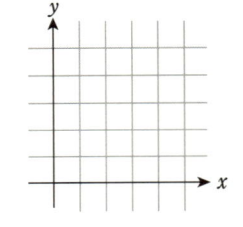

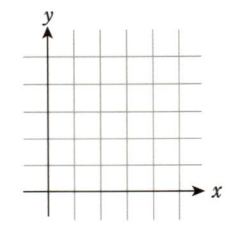

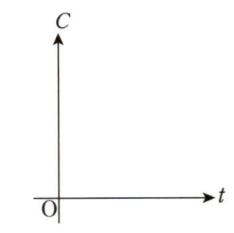

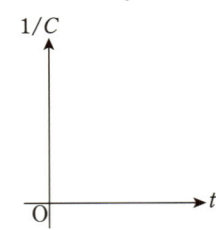

問4 次のグラフを描きなさい（グラフの形を覚えよう）．

(1) $y = 2^{-x}$

(2) $y = e^{-x}$

(3) $C = C_0 \cdot e^{-kt}$（t の関数としての C のグラフ）

第9章 微分

薬物の変化の様子を調べるためには微分がそのまま応用されている．ここでは微分の基礎から応用までを学んでいく．少ないスペースしかないので説明がやや不親切なところもあるかもしれない．高校の教科書でも再確認してほしい．

9.1 定義と微分係数

では，身近にある変化から進めていこう．

例題1 (1) 自動車が2時間で100 km進んだ．平均の車速（速度）を求めよ．
(2) A君は3分間で180 m歩いた．平均の歩速（速度）を求めよ．

解
(1) $\dfrac{100 \text{ km}}{2 \text{ h}} = 50 \text{ km/h}$　　(2) $\dfrac{180 \text{ m}}{3 \text{ min}} = 60 \text{ m/min}$

$$\text{速度} = \dfrac{\text{移動距離}}{\text{要した時間}}$$

例題2 地上から真上に毎秒30 mの初速度で投げ上げられた物体のt秒後の高さは
$$x = 30t - 5t^2 \quad [\text{m}]$$
である．以下の問に答えなさい．
(1) 1秒後から2秒後までの平均の速度
(2) 1秒後から$1+\Delta t$秒後までの平均の速度
(3) 1秒後の瞬間の速度　（(2)において$\Delta t \to 0$とする．p.76参照）
(4) t秒後の瞬間の速度　（$t \sim t+\Delta t$の平均の速度において$\Delta t \to 0$とする）

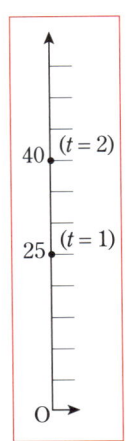

解
(1) 1秒後の高さ（$t=1$を代入）　　$x = 30 \cdot 1 - 5 \cdot 1^2 = 30 - 5 = 25$
2秒後の高さ（$t=2$を代入）　　$x = 30 \cdot 2 - 5 \cdot 2^2 = 60 - 20 = 40$

$$\text{平均の速度} = \dfrac{\text{距離[m]}}{\text{時間[秒]}} = \dfrac{40-25}{2-1} = \dfrac{15}{1} = 15 \text{ m/秒}$$

(2) $1+\Delta t$秒後の高さ（$t = 1+\Delta t$を代入）　　$x = 30(1+\Delta t) - 5(1+\Delta t)^2$

$$\text{平均の速度} = \dfrac{\{30(1+\Delta t) - 5(1+\Delta t)^2\} - (30-5)}{(1+\Delta t) - 1}$$

$$= \dfrac{20\Delta t - 5(\Delta t)^2}{\Delta t} = 20 - 5\Delta t \text{ m/秒}$$

(3) 瞬間の速度 $= \lim\limits_{\Delta t \to 0}(20 - 5\Delta t) = 20 \text{ m/秒}$

(4) $t+\Delta t$秒後の高さ　（$t+\Delta t$を代入）　　$x = 30(t+\Delta t) - 5(t+\Delta t)^2$

図9-1 $t=1$のときと$t=2$のときの位置

$$\frac{距離[m]}{時間[秒]} = \frac{\{30(t+\Delta t) - 5(t+\Delta t)^2\} - (30t - 5t^2)}{(t+\Delta t) - t}$$

$$= \frac{30\Delta t - 10t \cdot \Delta t - 5(\Delta t)^2}{\Delta t} = 30 - 10t - 5\Delta t \ \text{m/秒}$$

$$瞬間の速度 = \lim_{\Delta t \to 0}(30 - 10t - 5\Delta t) = 30 - 10t \ \text{m/秒}$$

では，速度のかわりに曲線の接線で考えてみよう．

図9-2において，2点A，Bを結ぶ直線の傾き（平均の速度に対応する）を，$x = a$ から $x = a + h$ までの**平均変化率**という．式に直すと

$$\frac{f(a+h) - f(a)}{(a+h) - a} = \frac{f(a+h) - f(a)}{h}$$

で表される．

点Bを点Aに限りなく近づけていくと点Aにおける接線の傾き（瞬間の速度に対応）になり，これを $x = a$ における**変化率（微分係数）**といい，式に直すと

$$\lim_{h \to 0} \frac{f(a+h) - f(a)}{h}$$

で表され，$f'(a)$ で記す．

a の代わりに x とおいたものが**導関数**

$$f'(x) = \lim_{h \to 0} \frac{f(x+h) - f(x)}{h}$$

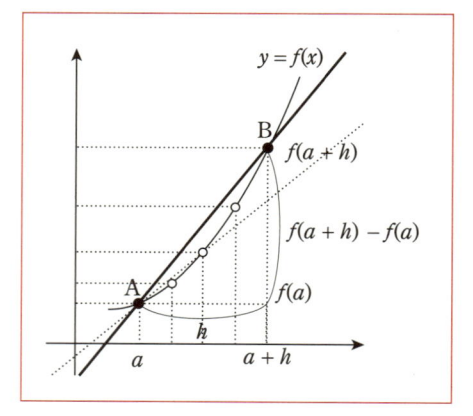

図9-2 平均変化率の極限としての傾き

極限値

関数 $f(x)$ において，「x が a と異なる値をとりながら a に限りなく近づくとき，$f(x)$ がある一定の値 α に限りなく近づく」とき，以下のように書く．

$$\lim_{x \to a} f(x) = \alpha \qquad または \qquad x \to a \ のとき \ f(x) \to \alpha$$

定義

微分係数　　$f'(a) = \lim_{h \to 0} \dfrac{f(a+h) - f(a)}{h} = \lim_{x \to a} \dfrac{f(x) - f(a)}{x - a}$

導関数　　　$f'(x) = \lim_{h \to 0} \dfrac{f(x+h) - f(x)}{h} = \lim_{\Delta x \to 0} \dfrac{f(x + \Delta x) - f(x)}{\Delta x}$

導関数にはいろいろな表し方がある．たとえば，y'，$f'(x)$，$\dfrac{dy}{dx}$，$\dfrac{d}{dx}y$，$\dfrac{d}{dx}f(x)$，$\lim\limits_{\Delta x \to 0} \dfrac{\Delta y}{\Delta x}$

例題3　関数 $f(x) = 2x + 3$ において，微分係数 $f'(a)$ を定義に従って求めなさい．

解　$f'(a) = \lim\limits_{h \to 0} \dfrac{\{2(a+h) + 3\} - (2a+3)}{h} = \lim\limits_{h \to 0} \dfrac{2h}{h} = \lim\limits_{h \to 0} 2 = 2$

1次関数 $y = 2x + 3$ の傾きは常に「2」　すなわち直線のグラフになる．

例題4 関数 $f(x) = x^2$ において，以下の微分係数を定義に従って求めなさい．
(1) $f'(1)$　　(2) $f'(2)$　　(3) $f'(a)$

解

(1) 与式 $= \lim_{h \to 0} \dfrac{f(1+h) - f(1)}{h} = \lim_{h \to 0} \dfrac{(1+h)^2 - 1^2}{h} = \lim_{h \to 0} \dfrac{h(2+h)}{h} = \lim_{h \to 0}(2+h) = 2$

(2) 与式 $= \lim_{h \to 0} \dfrac{f(2+h) - f(2)}{h} = \lim_{h \to 0} \dfrac{(2+h)^2 - 2^2}{h} = \lim_{h \to 0} \dfrac{h(4+h)}{h} = \lim_{h \to 0}(4+h) = 4$

(3) 与式 $= \lim_{h \to 0} \dfrac{f(a+h) - f(a)}{h} = \lim_{h \to 0} \dfrac{(a+h)^2 - a^2}{h} = \lim_{h \to 0} \dfrac{h(2a+h)}{h}$
$= \lim_{h \to 0}(2a+h) = 2a$

(3)において，定数 a を変数 x に置き換えると $f'(x) = 2x$ となる．

公式

定数倍の導関数　　　　$y = kf(x) + lg(x)$ ならば　$y' = kf'(x) + lg'(x)$
関数 x の α 乗の導関数　$(x^\alpha)' = \alpha x^{\alpha - 1}$　（α は有理数でも実数でも成り立つ）

ここでは計算ができるようにする．$\alpha = n$（n：自然数）の場合を証明しておく（有理数の場合については p.80 参照）．

$(x^n)' = \lim_{h \to 0} \dfrac{(x+h)^n - x^n}{h}$　　　　二項定理より

$= \lim_{h \to 0} \dfrac{(x^n + nx^{n-1} \cdot h + \frac{1}{2}n(n-1)x^{n-2} \cdot h^2 + \frac{1}{3 \cdot 2}n(n-1)(n-2)x^{n-3} \cdot h^3 + \cdots + h^n) - x^n}{h}$

$= \lim_{h \to 0}(nx^{n-1} + \dfrac{1}{2}n(n-1)x^{n-2} \cdot h + \cdots + h^{n-1}) = nx^{n-1}$　（証明終わり）

例題5 次の導関数を求めなさい．
(1) $y = 5$　　(2) $y = 2x^3 + 4x - 2$　　(3) $y = x^{-2} + 2x^{-3}$
(4) $y = \dfrac{1}{x} + \dfrac{2}{x^2}$　　(5) $y = x^{\frac{1}{2}} + 3x^{\frac{4}{3}}$　　(6) $y = \sqrt{x} + 2\sqrt[3]{x}$

解

(1) $y' = 0$　　　　　　　　　　　$5 = 5 \cdot 1 = 5 \cdot x^0$ より，微分すると　$5 \cdot 0 x^{-1} = 0$
(2) $y' = 6x^2 + 4$
(3) $y' = -2x^{-3} - 6x^{-4}$　　　　$-2-1$ だから．誤例：$y' = -2x^{-1} - 6x^{-2}$
(4) $y = x^{-1} + 2x^{-2}$　　　　　式を指数で表す．
なので，$y' = -x^{-2} - 4x^{-3} = -\dfrac{1}{x^2} - \dfrac{4}{x^3}$　　分数の形に戻す．
(5) $y' = \dfrac{1}{2}x^{-\frac{1}{2}} + 4x^{\frac{1}{3}}$

9.1 定義と微分係数

(6) $y = x^{\frac{1}{2}} + 2x^{\frac{1}{3}}$ ← 指数に直す．

なので， $y' = \frac{1}{2}x^{-\frac{1}{2}} + \frac{2}{3}x^{-\frac{2}{3}} = \frac{1}{2} \cdot \frac{1}{x^{\frac{1}{2}}} + \frac{2}{3} \cdot \frac{1}{x^{\frac{2}{3}}} = \frac{1}{2\sqrt{x}} + \frac{2}{3\sqrt[3]{x^2}}$ ← もとの累乗根の形に直す．

演習問題

問1 $f(x) = x^2 + 2x + 3$ において，次の値を求めよ．
(1) $f(1)$　　(2) $f(2)$　　(3) $f(3)$　　(4) $f(t)$　　(5) $f(t + \Delta t)$

問2 関数 $f(x) = x^2 + 2x$ において，次の微分係数を定義に従って求めよ．
(1) $f'(2)$　　(2) $f'(3)$　　(3) $f'(a)$

問3 次の導関数を定義に従って求めよ．
(1) $f(x) = \sqrt{x}$　　(2) $f(x) = \frac{1}{x}$　　(3) $h(x) = f(x) \cdot g(x)$

問4 次の導関数を求めよ．（問題と同じ式の形式で答えること）
(1) $y = 2x^5 + 3x^3 - 4x - 5$　　(2) $y = \frac{2}{3}x^3 - \frac{1}{2}x^2 + \frac{3}{4}$　　(3) $y = 2x + 3 - 4x^{-1}$

(4) $y = 2x^{-1} + 3x^{-2} - 4x^{-3}$　　(5) $y = 2x^{\frac{3}{2}} - 3x^{\frac{2}{3}} + x^{-\frac{3}{4}}$　　(6) $y = 2x^{\frac{1}{3}} + x^{-\frac{1}{3}} + 4x^{-\frac{2}{3}}$

(7) $y = \frac{1}{x^2} - \frac{2}{x^3} + \frac{3}{x^4}$　　(8) $y = \sqrt{x^3} - 3\sqrt[3]{x^4} + 4\sqrt[4]{x^5}$　　(9) $y = \frac{2}{\sqrt[3]{x^4}}$

問5 次の極限値を求めよ． 　　　　　　　　　　　　　　　問1と同じように代入するだけ．
(1) $\lim_{h \to 0}(2 + 3h)$　　(2) $\lim_{h \to 0}(h + 1)(h + 2)$　　(3) $\lim_{h \to 0}\frac{(1 + h)^2 - 1}{h}$

(4) $\lim_{h \to 0}\frac{(1 + h)^3 - 1}{h}$　　(5) $\lim_{\Delta x \to 0}\frac{(2 + \Delta x)^2 - 4}{\Delta x}$　　(6) $\lim_{\Delta x \to 0}\frac{(x + \Delta x)^2 - x^2}{\Delta x}$

(7) $\lim_{x \to 2}(x + 3)$　　(8) $\lim_{x \to 2}(x^2 - 2x + 3)$　　(9) $\lim_{x \to 1}\frac{x^2 + x - 2}{x - 1}$

9.2 積，商，合成，逆関数の導関数

公式

積の導関数　　$\{f(x) \cdot g(x)\}' = f'(x) \cdot g(x) + f(x) \cdot g'(x)$

↕ ＋－の違い

商の導関数　　$\left\{\dfrac{f(x)}{g(x)}\right\}' = \dfrac{f'(x) \cdot g(x) - f(x) \cdot g'(x)}{\{g(x)\}^2}$

積の導関数は後述の微分方程式につながる．公式をしっかり身につけよう．では，定義に従って，商の導関数を求めてみよう．

$$\left\{\dfrac{f(x)}{g(x)}\right\}' = \lim_{h \to 0} \dfrac{1}{h}\left\{\dfrac{f(x+h)}{g(x+h)} - \dfrac{f(x)}{g(x)}\right\} = \lim_{h \to 0} \dfrac{1}{h}\left\{\dfrac{f(x+h) \cdot g(x) - f(x) \cdot g(x+h)}{g(x+h) \cdot g(x)}\right\}$$

$$= \lim_{h \to 0} \dfrac{1}{h}\left\{\dfrac{f(x+h) \cdot g(x) - f(x) \cdot g(x) + f(x) \cdot g(x) - f(x) \cdot g(x+h)}{g(x+h) \cdot g(x)}\right\}$$

$$= \lim_{h \to 0} \dfrac{\dfrac{f(x+h)-f(x)}{h} \cdot g(x) - f(x) \cdot \dfrac{g(x+h)-g(x)}{h}}{g(x+h) \cdot g(x)} = \dfrac{f'(x) \cdot g(x) - f(x) \cdot g'(x)}{\{g(x)\}^2}$$

合成関数の導関数（微分法）

関数　$y = f(u)$　と関数　$u = g(x)$　がともに微分可能ならば，合成関数

$y = f(g(x))$　も微分可能で，$\dfrac{dy}{dx} = \dfrac{dy}{du} \cdot \dfrac{du}{dx}$　が成り立つ．

（証明）

$u = g(x)$　において，x の増分 Δx に対する u の増分を　Δu　$(\Delta u = g(x + \Delta x) - g(x))$

$y = f(u)$　において，u の増分 Δu に対する y の増分を　Δy　$(\Delta y = f(u + \Delta u) - f(u))$

とする．このとき，$\dfrac{\Delta y}{\Delta x} = \dfrac{\Delta y}{\Delta u} \cdot \dfrac{\Delta u}{\Delta x}$　である．

$u = g(x)$ は連続であるから，$\Delta x \to 0$ のとき $\Delta u \to 0$ となる．

$\therefore \quad \dfrac{dy}{dx} = \lim_{\Delta x \to 0} \dfrac{\Delta y}{\Delta x} = \lim_{\Delta x \to 0}\left(\dfrac{\Delta y}{\Delta u} \cdot \dfrac{\Delta u}{\Delta x}\right)$

$\qquad = \lim_{\Delta x \to 0} \dfrac{\Delta y}{\Delta u} \cdot \lim_{\Delta x \to 0} \dfrac{\Delta u}{\Delta x} = \lim_{\Delta u \to 0} \dfrac{\Delta y}{\Delta u} \cdot \lim_{\Delta x \to 0} \dfrac{\Delta u}{\Delta x} = \dfrac{dy}{du} \cdot \dfrac{du}{dx}$

一方，$y = f(g(x))$ を x で微分すると，

$$\dfrac{dy}{dx} = \dfrac{d}{dx} f(g(x)) = \{f(g(x))\}'$$

と表せる．

また，$\dfrac{dy}{du} = f'(u)$，$\dfrac{du}{dx} = g'(x)$ で書き換えると

$$\{f(g(x))\}' = f'(g(x)) \cdot g'(x)$$

となる．

> **逆関数の導関数**
> 関数 $y = f(x)$ の逆関数 $y = g(x)$ が存在して微分可能ならば
> $$\frac{dy}{dx} = \frac{1}{\frac{dx}{dy}}$$ が成り立つ．

（証明）

$y = f(x)$ を x について解くと $x = g(y)$ と書ける．

両辺を x で微分すると
$$1 = \frac{d}{dx} g(y)$$

合成関数の公式より
$$\frac{d}{dx} g(y) = \frac{d}{dy} g(y) \cdot \frac{dy}{dx}$$

$x = g(y)$ なので，$1 = \frac{dx}{dy} \cdot \frac{dy}{dx}$

ゆえに与式は成り立つ．

> **逆関数**
> 関数 $y = f(x)$ において x について解くと x は y の関数となり，$x = g(y)$ で表せる．一般的に関数を表すときは変数 x に対応する変数 y を用いるのでここでは $y = g(x)$ と表している．

> $y = x^p$ $(x > 0)$ の導関数 　　$(x^p)' = px^{p-1}$ （p は有理数）

（証明）

ここでは，合成関数の導関数の公式を使って証明する．l が整数のとき，$(x^l)' = lx^{l-1}$ が成り立つものとする．

p は有理数なので，$p = \dfrac{m}{n}$ （n は正の整数，m は整数）と書ける．

$$y = x^p = x^{\frac{m}{n}} = \left(x^{\frac{1}{n}} \right)^m$$

$u = x^{\frac{1}{n}}$ とおくと，$x = u^n$ と表される．逆関数の導関数の公式より，

$$\frac{du}{dx} = \frac{1}{\frac{dx}{du}} = \frac{1}{nu^{n-1}} = \frac{1}{n} u^{1-n} = \frac{1}{n} \left(x^{\frac{1}{n}} \right)^{1-n} = \frac{1}{n} x^{\frac{1}{n} - 1}$$

また，$y = x^p = x^{\frac{m}{n}} = \left(x^{\frac{1}{n}}\right)^m = u^m$

$$\frac{dy}{du} = mu^{m-1} = m\left(x^{\frac{1}{n}}\right)^{m-1} = mx^{\frac{m}{n}-\frac{1}{n}}$$

よって，合成関数の導関数の公式より，

$$\frac{dy}{dx} = \frac{dy}{du} \cdot \frac{du}{dx} = m \cdot x^{\frac{m}{n}-\frac{1}{n}} \cdot \frac{1}{n} \cdot x^{\frac{1}{n}-1} = \frac{m}{n} \cdot x^{\left(\frac{m}{n}-\frac{1}{n}\right)+\left(\frac{1}{n}-1\right)}$$

$$= \frac{m}{n} \cdot x^{\frac{m}{n}-1} = p \cdot x^{p-1}$$

> **例題1** 次の導関数を公式を用いて求めなさい．
> (1) $y = (2x+3)(3x-2)$　　(2) $y = \dfrac{2x+3}{3x-2}$

解

(1) $y' = (2x+3)'(3x-2) + (2x+3)(3x-2)' = 2(3x-2) + 3(2x+3) = 12x + 5$

　　　　　　　↕　確認しよう

(2) $y' = \dfrac{(2x+3)'(3x-2) - (2x+3)(3x-2)'}{(3x-2)^2} = \dfrac{2(3x-2) - 3(2x+3)}{(3x-2)^2} = \dfrac{-13}{(3x-2)^2}$

> **例題2** $y = (x^3+1)^5$ を微分しなさい．

解 $u = x^3 + 1$ とおくと $y = u^5$ となるから

$$\frac{du}{dx} = 3x^2, \quad \frac{dy}{du} = 5u^4$$

$$\therefore \quad \frac{dy}{dx} = \frac{dy}{du} \cdot \frac{du}{dx} = 5u^4 \cdot 3x^2 = 15x^2 \cdot (x^3+1)^4$$

別解

$$\{(x^3+1)^5\}' = 5 \cdot (x^3+1)^4 \cdot (x^3+1)' = 5(x^3+1)^4 \cdot 3x^2 = 15x^2(x^3+1)^4$$

> **例題3** $y = x^{\frac{1}{3}}$ を逆関数の公式を使って微分しなさい（$(x^p)' = px^{p-1}$ が成り立つ）．

解 xについて解くと $x = y^3$

yで微分すると $\dfrac{dx}{dy} = 3y^2$ 　　∴ $\dfrac{dy}{dx} = \dfrac{1}{3y^2} = \dfrac{1}{3\left(x^{\frac{1}{3}}\right)^2} = \dfrac{1}{3x^{\frac{2}{3}}} = \dfrac{1}{3} \cdot x^{-\frac{2}{3}}$

> **例題4** $y = \sqrt[3]{(x^2+4)^2}$ を微分しなさい．

解 式を変形する $y = (x^2+4)^{\frac{2}{3}}$

> 例題2の別解を使おう．

9.2 積，商，合成，逆関数の導関数

微分すると $y' = 2x \cdot \dfrac{2}{3}(x^2+4)^{-\frac{1}{3}} = \dfrac{4x}{3} \cdot \dfrac{1}{(x^2+4)^{\frac{1}{3}}} = \dfrac{4x}{3\sqrt[3]{x^2+4}}$

別解 $u = x^2 + 4$ とおくと $y = \sqrt[3]{u^2} = u^{\frac{2}{3}}$

$$\dfrac{du}{dx} = 2x, \quad \dfrac{dy}{du} = \dfrac{2}{3}u^{-\frac{1}{3}}$$

$$\therefore \dfrac{dy}{dx} = \dfrac{du}{dx} \cdot \dfrac{dy}{du} = 2x \cdot \dfrac{2}{3}u^{-\frac{1}{3}} = \dfrac{4x}{3u^{\frac{1}{3}}} = \dfrac{4x}{3\sqrt[3]{x^2+4}}$$

演習問題

問1 積・商の導関数の公式を用いて次の導関数を求めよ．
(1) $y = (x+2)(2x-1)$ (2) $y = (3x+2)(2x-1)$ (3) $y = (2x-3)(3x-2)$
(4) $y = (2x+1)(4x^2-2x+1)$ (5) $y = (2x+3)(4x^2-6x+9)$ (6) $y = (x^2+x+1)(x^2-x+1)$
(7) $y = \dfrac{3x-2}{2x+3}$ (8) $y = \dfrac{3x-2}{x+2}$ (9) $y = \dfrac{x+2}{3x-4}$
(10) $y = \dfrac{2x+3}{x^2-2x+3}$ (11) $y = \dfrac{x^2+2x-5}{3x-2}$ (12) $y = \dfrac{4x^2+2x+1}{4x^2-2x+1}$

問2 次の関数を微分しなさい．
(1) $y = (3x+1)^2$ (2) $y = (3x+1)^3$ (3) $y = (3x-4)^4$ (4) $y = (3x-4)^5$
(5) $y = (2x^2+3x+4)^5$ (6) $y = (2x^2+3x+4)^6$ (7) $y = (2x^2+3x+4)^7$

問3 次の関数を微分しなさい．
(1) $y = x^{\frac{3}{2}}$ (2) $y = 3x^{-2}$ (3) $y = 5x^{-\frac{3}{2}}$ (4) $y = 6x^{-\frac{2}{3}}$
(5) $y = \dfrac{x^2-x+2}{x}$ (6) $y = \dfrac{2x^3-x-3}{x^2}$ (7) $y = \dfrac{2x^3-x-3}{x^3}$

問4 次の関数を微分しなさい．
(1) $y = (2x^2+3x+4)^{-5}$ (2) $y = (2x^2+3x+4)^{-6}$ (3) $y = (2x^2+3x+4)^{\frac{3}{2}}$
(4) $y = (2x^2+3x+4)^{-\frac{3}{2}}$ (5) $y = \sqrt{(2x+3)^3}$ (6) $y = \dfrac{2}{\sqrt[3]{(2x-1)}}$
(7) $y = (2x+1)^2(3x-1)^3$ (8) $y = (2x+1)^4(x^2-2x+3)^3$
(9) $y = \dfrac{(2x-1)^2}{(x+2)^3}$ (10) $y = \dfrac{(2x-1)^4}{(x^2-2x+3)^3}$

9.3 対数，指数，反応速度

表9-1 0に近いkの値についての$(1+k)^{\frac{1}{k}}$の値

k	$(1+k)^{\frac{1}{k}}$	k	$(1+k)^{\frac{1}{k}}$
0.1	2.59374…	−0.1	2.86797…
0.01	2.70481…	−0.01	2.73199…
0.001	2.71692…	−0.001	2.71964…
0.0001	2.71814…	−0.0001	2.71841…
0.00001	2.71826…	−0.00001	2.71829…

表9-1で計算した値の極限値（$k \to 0$）は

$(1+k)^{\frac{1}{k}} \to e = 2.718281828459045\cdots$

になる．極限の式を使うと

$$\lim_{k \to 0}(1+k)^{\frac{1}{k}} = e$$

1. 対数関数の導関数

$$(\log_a x)' = \lim_{h \to 0} \frac{\log_a(x+h) - \log_a x}{h}$$

$$= \lim_{h \to 0} \frac{1}{h} \log_a\left(1 + \frac{h}{x}\right)$$

$$= \lim_{h \to 0} \left\{\frac{1}{x} \cdot \frac{x}{h} \log_a\left(1 + \frac{h}{x}\right)\right\}$$

ここで，$\dfrac{h}{x} = k$ とおくと $h \to 0$ のとき $k \to 0$ になるから

$$(\log_a x)' = \lim_{k \to 0}\left\{\frac{1}{x} \cdot \frac{1}{k} \log_a(1+k)\right\} = \frac{1}{x} \lim_{k \to 0} \log_a(1+k)^{\frac{1}{k}}$$

$$= \frac{1}{x} \cdot \log_a e = \frac{1}{x \cdot \log_e a}$$

$a = e$ とおけば

$$(\log_e x)' = \frac{1}{x} \log_e e = \frac{1}{x}$$

薬学では $\boxed{\log_e x = \ln x}$ と簡単に表す．

公式　　$(\log_a x)' = \dfrac{1}{x \cdot \ln a}$　　　$(\ln x)' = \dfrac{1}{x}$

---

2. xのα乗の導関数

$(x^\alpha)' = \alpha x^{\alpha - 1}$　　（$x > 0$, αが実数のとき）

（証明）　$y = x^\alpha$ の両辺の自然対数をとると　←　対数を使った微分

$\ln y = \ln x^\alpha = \alpha \cdot \ln x$

両辺をxで微分すると

左辺の微分 $= \dfrac{d}{dx} \ln y = \dfrac{d}{dy} \ln y \cdot \dfrac{dy}{dx} = \dfrac{1}{y} \cdot y'$　　　　右辺の微分 $= \alpha \cdot \dfrac{1}{x}$

$$\therefore \quad y' = \alpha \cdot \frac{1}{x} \cdot y = \alpha \cdot \frac{1}{x} \cdot x^\alpha = \alpha x^{\alpha - 1}$$

3. 指数関数の導関数

$$(e^x)' = e^x \qquad (a^x)' = (\ln a) \cdot a^x = (\log_e a) \cdot a^x$$

（証明）$y = a^x$ の両辺の自然対数をとると
$$\ln y = \ln a^x = x \cdot \ln a$$

両辺を x で微分すると〔右辺をxで微分〕

$$\frac{d}{dx}(\ln y) = \frac{d}{dy}(\ln y) \cdot \frac{dy}{dx} = \frac{1}{y} \cdot y' = \ln a \qquad \therefore \quad y' = (\ln a) \cdot y = (\ln a) \cdot a^x$$

a を e に置き換えれば $y' = (\ln e) \cdot e^x = 1 \cdot e^x = e^x$

例題1 次の式を微分しなさい．
(1) $y = \log_2 x$ (2) $y = \ln(2x+3)$ (3) $y = \ln 2x$ (4) $y = 2^x$
(5) $y = e^{2x}$ (6) $y = e^{2x+3}$ (7) $y = (2x+3)e^{2x}$ (8) $y = (2x+3)\ln x$

解

(1) $y' = \dfrac{1}{x \cdot \ln 2}$ (2) $y' = \dfrac{2}{2x+3}$

(3) $y' = \dfrac{2}{2x} = \dfrac{1}{x}$ (4) $y' = (\ln 2) \cdot 2^x$

(5) $y' = 2e^{2x}$ (6) $y' = 2 \cdot e^{2x+3}$

(7) $y' = 2 \cdot e^{2x} + (2x+3) \cdot 2e^{2x} = (4x+8) \cdot e^{2x}$

(8) $y' = 2\ln x + \dfrac{2x+3}{x}$

(1)は底の変換を使うと間違いにくい．
$$y = \frac{\log_e x}{\log_e 2} = \frac{1}{\ln 2} \times \ln x$$
$$\therefore \quad y' = \frac{1}{\ln 2} \times \frac{1}{x}$$

(2) $u = 2x + 3$ とおくと $y = \ln u$
$$\therefore \quad \frac{du}{dx} = 2 \qquad \frac{dy}{du} = \frac{1}{u}$$
すなわち
$$y' = \frac{dy}{dx} = \frac{du}{dx} \cdot \frac{dy}{du} = 2 \times \frac{1}{u} = \frac{2}{2x+3}$$

合成関数の導関数は計算に時間がかかる．
いちいち置き換えるのは面倒 $\quad y = \ln(2x+3) \qquad y = e^{2x+3}$
$\{f(g(x))\}' = f'(g(x))g'(x)$ 　　微分すると2　　微分すると2
を使おう． $\qquad y' = \dfrac{1}{2x+3} \times 2 \qquad y' = e^{2x+3} \times 2$
ポイントは $g'(x)$ を『掛ける』

$x < 0$ のとき，$y = \ln(-x)$ を考えると $-x > 0$ なので，
　　　　　　　微分すると-1
$$y' = \frac{1}{-x} \times (-1) = \frac{1}{x}$$
となる．よって，$x \neq 0$ のとき（xが正であっても負であっても），$y = \ln(|x|)$ に対して $y' = \dfrac{1}{x}$ といえる．

4. 反応速度

化学反応の反応物あるいは生成物に関する各成分量の時間変化率を表す数値で，通常，反応速度を表現する式は濃度のべき関数として表現される．反応速度は落下速度と同様に，濃度 C の「時間変化（微分）」で表される．

ある反応 $A \xrightarrow{k} B$ において，

$$v = -\frac{dC_A}{dt} = \frac{dC_B}{dt}$$

$\begin{cases} C_A : 反応物質の濃度 \\ C_B : 生成物質の濃度 \end{cases}$

（減少するので − をつける）

v が A の濃度 C_A の n 乗に比例するとき，反応は n 次反応であるという

次の式はよく使われるのできちんと覚えよう．

0次反応　　$v = -\dfrac{dC_A}{dt} = kC_A^{\,0} = k$

1次反応　　$v = -\dfrac{dC_A}{dt} = kC_A^{\,1} = kC_A$

2次反応　　$v = -\dfrac{dC_A}{dt} = kC_A^{\,2}$

薬剤師国家試験には簡単な微分型速度式も出てくる．

例題2　水に不溶の高分子マトリックス中に薬物を分散させたとき，水中におけるマトリックス表面からの薬物は次式に従うものとする．

初期において薬物放出速度は時間の平方根に対して直線となるか．

$$Q = \{D \cdot (2A - C_s) \cdot C_s \cdot t\}^{\frac{1}{2}}$$

ただし，t：時間
　　　　Q：t 時間後におけるマトリックス単位面積当たりの累積薬物放出量
　　　　D：マトリックス中の薬物拡散係数
　　　　A：マトリックス中の単位容積当たりの薬物量（溶解量＋固体量）
　　　　C_s：マトリックス中の薬物溶解度

（第85回薬剤師国家試験問題）

解　薬物放出速度は薬物放出量の時間での変化率（t で微分したもの）を求めればよいから簡単な式に置き換えると（Q, t 以外は定数だから1とみなしてしまおう）

$$Q = t^{\frac{1}{2}} \quad \therefore\ v = \frac{dQ}{dt} = \frac{1}{2} t^{-\frac{1}{2}}$$

直線の式は $y = ax + b$ であり，この薬物放出速度 (v) は $v = \dfrac{1}{2\sqrt{t}}$ $\left(y = \dfrac{1}{2\sqrt{x}}\right)$ となるから，曲線，すなわち直線にならない．

> x, y 以外の文字が入っているが計算は同じ．基本計算がわかれば大丈夫．

演習問題

問1 次の式を微分しなさい.

(1) $y = \log_2 x$ (2) $y = \ln 2x$ (3) $y = \ln 3x$ (4) $y = \log_7 3x$

(5) $y = \log_2 (3x+2)$ (6) $y = x \cdot \ln 3x$ (7) $y = x^2 \ln x$ (8) $y = (\ln x)^2$

問2 次の式を微分しなさい.

(1) $y = 2^x$ (2) $y = 3^x$ (3) $y = 4^x$ (4) $y = e^x$ (5) $y = e^{2x}$

(6) $y = e^{3x}$ (7) $y = 2^{3x}$ (8) $y = 3^{4x}$ (9) $y = 4^{-2x}$ (10) $y = e^{-2x}$

(11) $y = x \cdot a^x$ (12) $y = x^2 \cdot a^x$ (13) $y = x^3 \cdot a^{4x}$

(14) $y = (x + 3) \cdot e^x$ (15) $y = (x^2 + x + 3) \cdot e^x$ (16) $y = (x + 3) \cdot e^{3x + 2}$

問3 次の式を〔　〕内の文字を変数として微分しなさい.

(1) $h = 10t - 5t^2$ 〔t〕   (2) $s = h + vt - \dfrac{1}{2}gt^2$ 〔t〕   (3) $S = \pi r^2$ 〔r〕

(4) $V = \dfrac{4}{3}\pi r^3$ 〔r〕   (5) $C_A = k \cdot t + l \cdot t^2 + m \cdot t^3$ 〔t〕   (6) $C_A = e^{-3t}$ 〔t〕

(7) $C = \ln kt$ 〔t〕   (8) $y = 2x + 3n$ 〔x〕, 〔n〕   (9) $f = 2x + 3y$ 〔x〕, 〔y〕

(10) $f = 2x^2 + 3xy + 4y^2$ 〔x〕, 〔y〕   (11) $f = e^x \cdot y + (\ln x) \cdot y$ 〔x〕, 〔y〕

9.4 偏微分，全微分

1. 偏微分，全微分とは

今まで扱ってきた関数は変数が 1 つのもの（1 変数関数：$y = f(x)$）だった．しかし，現実には変数が 1 つのものは少ない．

たとえば，熱力学の平衡状態は U（内部エネルギー），P（圧力），T（温度），……など多くの独立変数で決定される．複数の変数を同時に扱うものが全微分であり，1 つの変数に絞って考えたものが偏微分と考えるとよい．すなわち，

> **偏微分**：多変数の関数に対して，1 つの変数に着目し，ほかの変数を定数とみなし，1 つの成分のみを変数として動かして，その成分方向への瞬間の増分を与える微分法．
> **全微分**：各変数方向への偏微分と無限小の積をすべての変数について加えたもの．

図9-3 を見てイメージしよう．

$\vec{f_x}$：x 軸方向のみ → x についての偏微分
（y 軸方向を固定，考えない）

$\vec{f_y}$：y 軸方向のみ → y についての偏微分
（x 軸方向を固定，考えない）

$\vec{f}$：和（$\vec{f_x} + \vec{f_y} = \vec{f}$）→ x, y についての全微分

変数（$x, y, z, \cdots$）が増えても同じようにイメージする．

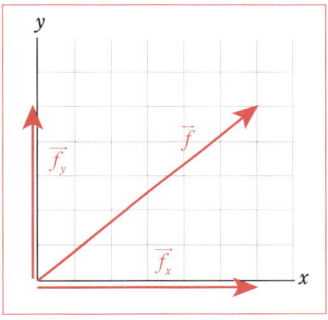

図9-3 偏微分と全微分のイメージ

2. 偏微分の定義

2 変数関数 $f(x, y)$ の偏微分は以下のように定義する．（記号は d でなく ∂（ラウンド，ラウンドディー，デル）で表す．）

> y を『定数』とみなして x で微分
> $$\frac{\partial f(x, y)}{\partial x} = \lim_{\Delta x \to 0} \frac{f(x + \Delta x, y) - f(x, y)}{\Delta x}$$
> x を『定数』とみなして y で微分
> $$\frac{\partial f(x, y)}{\partial y} = \lim_{\Delta y \to 0} \frac{f(x, y + \Delta y) - f(x, y)}{\Delta y}$$

上記の式は難しいものではなく，高校でも習っている．

たとえば，$y = ax + b$ を微分すると，$y' = \dfrac{dy}{dx} = a$ となる．この例では x 以外の文字 a, b は『定数』とみなして計算しているが，a, b も変数とみなして，$y(a, b, x)$ とすると，$\dfrac{\partial y}{\partial x} = \dfrac{\partial y(a, b, x)}{\partial x} = a$ という形式で表される．

例題1 次の関数を x, y, z について偏微分しなさい．
(1) $f(x, y) = 2x + 3y$　　(2) $f(x, y, z) = x^2 + y^2 + z^2 + 2xy + 2yz + 2zx + 5$

解

(1) $\dfrac{\partial f(x, y)}{\partial x} = 2$

$\dfrac{\partial f(x, y)}{\partial y} = 3$

(2) $\dfrac{\partial f(x, y, z)}{\partial x} = 2x + 2y + 2z$

$\dfrac{\partial f}{\partial y} = 2y + 2x + 2z$　　$\dfrac{\partial f}{\partial z} = 2z + 2y + 2x$

熱力学の分野で扱われる「理想気体の状態方程式」は
$$PV = nRT$$
$\begin{cases} P：圧力 \quad V：体積 \quad n：物質量（モル数）\\ R：気体定数 \quad T：熱力学温度（絶対温度） \end{cases}$
である．

この偏微分をみてみよう

例題2 次の関数を(1)では T, V で，(2)では T, P について偏微分しなさい．
(1) $P = \dfrac{RT}{V}$　　(2) $V = \dfrac{nRT}{P}$

解

(1) $\dfrac{\partial P}{\partial T} = \dfrac{R}{V}$,　$\dfrac{\partial P}{\partial V} = (RTV^{-1})' = -RTV^{-2} = -\dfrac{RT}{V^2}$　　(2) $\dfrac{\partial V}{\partial T} = \dfrac{nR}{P}$,　$\dfrac{\partial V}{\partial P} = -\dfrac{nRT}{P^2}$

$\dfrac{\partial P}{\partial T}$ は 変数 V を固定 している．これを薬学では $\left(\dfrac{\partial P}{\partial T}\right)_V$ と表記する．同様に，$\dfrac{\partial P}{\partial V} = \left(\dfrac{\partial P}{\partial V}\right)_T$ と表記し，右下の文字は変数を固定したことを意味する．

3．全微分の定義

すべての変数 $(x, y, \cdots)$ を微少量動かした $(x \to x + dx, y \to y + dy, \cdots)$ ときの1次近似での関数の変化量である．式で表すと下の表記になる．

1変数の場合：$f(x)$　　$df = \dfrac{df}{dx} \cdot dx$

2変数の場合：$f(x, y)$　　$df = \dfrac{\partial f}{\partial x} \cdot dx + \dfrac{\partial f}{\partial y} dy$

3変数の場合：$f(x, y, z)$　　$df = \dfrac{\partial f}{\partial x} \cdot dx + \dfrac{\partial f}{\partial y} \cdot dy + \dfrac{\partial f}{\partial z} \cdot dz$

→ $f(x_1, x_2, x_3)$　　$df = \dfrac{\partial f}{\partial x_1} \cdot dx_1 + \dfrac{\partial f}{\partial x_2} \cdot dx_2 + \dfrac{\partial f}{\partial x_3} \cdot dx_3$

2変数の場合を図でみてみよう．図9-4で
$$\Delta A'' = x \cdot \Delta y$$

Δy ／ $\Delta A'' = x\Delta y$ ／ 0とみなす $\Delta x\Delta y$

y ／ $A = xy$ ／ $\Delta A' = y\Delta x$

x ／ Δx

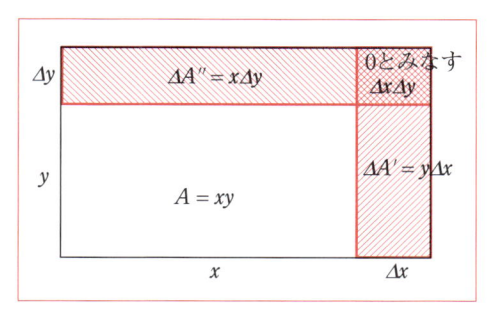

図9-4 2変数の場合の全微分のイメージ

は横の長さ x はそのままで，縦の長さ y を Δy だけ変化

すなわち $\left(\dfrac{\Delta A''}{\Delta y}\right)_x = x$

同様に $\Delta A' = y \cdot \Delta x$

は縦の長さ y はそのままで，横の長さ x を Δx だけ変化

すなわち $\left(\dfrac{\Delta A'}{\Delta x}\right)_y = y$

x, y を同時に変化させると，A の増分は

$$\Delta A = y \cdot \Delta x + x \cdot \Delta y + \Delta x \cdot \Delta y$$

$$= \left(\dfrac{\Delta A'}{\Delta x}\right)_y \Delta x + \left(\dfrac{\Delta A''}{\Delta y}\right)_x \Delta y + \Delta x \cdot \Delta y$$

x, y の増分 (Δx, Δy) を非常に小さくすると $\Delta x \cdot \Delta y \fallingdotseq 0$ とみなせるので以下のように直せる．

$$dA = \left(\dfrac{\partial A}{\partial x}\right)_y dx + \left(\dfrac{\partial A}{\partial y}\right)_x dy$$

以下は「ギブズの自由エネルギー」 G について成り立つ式である．2変数の場合と比較しよう．

$$dG = VdP - SdT \quad \begin{cases} G : 自由エネルギー \quad T : 絶対温度 \\ S : エントロピー \quad P : 圧力 \quad V : 体積 \end{cases}$$

これは，圧力 (P) と温度 (T) が変化すると，自由エネルギーが変化することを表す．

この式において，圧力 (P) が一定のとき ($dP = 0$)

$$dG = -SdT \quad \rightarrow \quad \left(\dfrac{\partial G}{\partial T}\right)_P = -S$$

温度 (T) が一定のとき ($dT = 0$)

$$dG = VdP \quad \rightarrow \quad \left(\dfrac{\partial G}{\partial P}\right)_T = V$$

式を書き直すと

$$dG = \left(\dfrac{\partial G}{\partial P}\right)_T dP + \left(\dfrac{\partial G}{\partial T}\right)_P dT$$

となる．

薬学には，このように多変数で考える事例が多く出てくる．背景説明は専門科目で行うので，ここでは，全微分の計算に慣れておこう．

演習問題

問1 次の関数を x および y で偏微分しなさい.

(1) $f(x, y) = x^2 + 2x + 3y - y^2$ (2) $f(x, y) = 2x^3 + 3x^2y + 4xy^2 + 5y^3$

(3) $f(x, y) = e^x + e^y$ (4) $f(x, y) = \ln x + \ln y$

(5) $f(x, y) = \sqrt{x^2 + y^2}$ (6) $f(x, y) = \dfrac{x-y}{x+y}$

問2 次の関数を与えられた文字で偏微分しなさい.

(1) $G = H - TS$

$\dfrac{\partial G}{\partial H} = \quad \dfrac{\partial G}{\partial T} = \quad \dfrac{\partial G}{\partial S} =$

(2) $H = U + PV$

$\dfrac{\partial H}{\partial U} = \quad \dfrac{\partial H}{\partial P} = \quad \dfrac{\partial H}{\partial V} =$

(3) $P = \dfrac{RT}{V}$

$\dfrac{\partial P}{\partial T} = \quad \dfrac{\partial P}{\partial V} =$

(4) $V = \dfrac{nRT}{P}$

$\dfrac{\partial V}{\partial T} = \quad \dfrac{\partial V}{\partial P} =$

問3 次の式を x, y の偏微分,および,全微分を求めなさい.

(1) $f(x, y) = x^3 y^4$ (2) $f(x, y) = x^2 + 2xy + 3y^2$ (3) $f(x, y) = x^3 y + x^2 y^4$

(4) $f(x, y) = x^2 y e^{2x}$ (5) $f(x, y) = \ln(x^2 + y^2)$

(参考) 高次導関数

関数 $y = f(x)$ の導関数 $f'(x)$ は x の関数である.この $f'(x)$ が微分可能であるとき,これをさらに微分して得られる導関数を,関数 $y = f(x)$ の第2次導関数といい,

$$y'' \qquad f''(x) \qquad \dfrac{d^2 y}{dx^2} \qquad \dfrac{d^2}{dx^2} f(x) \text{ で表す.}$$

同様に,第3次導関数は

$$y''' \qquad f'''(x) \qquad \dfrac{d^3 y}{dx^3} \qquad \dfrac{d^3}{dx^3} f(x) \text{ で表す.}$$

(例) 次の関数の第2次,第3次導関数を求めよ.

(1) $y = x^4 + 3x^3 + 5x^2 + 7x + 9$

$y' = 4x^3 + 9x^2 + 10x + 7$

$y'' = 12x^2 + 18x + 10$

$y''' = 24x + 18$

(2) $y = e^x + e^{2x} + e^{3x}$

$y' = e^x + 2e^{2x} + 3e^{3x}$

$y'' = e^x + 4e^{2x} + 9e^{3x}$

$y''' = e^x + 8e^{2x} + 27e^{3x}$

第10章 積分

薬学に最も多く使われる分野が積分である．とはいえ，指数，対数，微分の基礎の上に成り立っているので，疑問に思うところがあったら振り返って確かめてほしい．ここでは簡単な積分からはじめて部分積分や置換積分など高度な計算まで取り扱っていく．また，積分は，薬学の重要な考え方になっている微分方程式につながっている．

10.1 不定積分，公式と計算

> **definition**
> 関数 $f(x)$ が与えられたとき，微分して $f(x)$ になる関数，すなわち，
> $$F'(x) = f(x)$$
> を満たす関数 $F(x)$ を，関数 $f(x)$ の **原始関数** という．

（例） $(x^2)' = 2x$, $(x^2+2)' = 2x$, $(x^2-3)' = 2x$

x^2, x^2+2, x^2-3 はすべて $2x$ の原始関数である．

このように，原始関数は無数にある．

> **definition**
> C（積分定数）を用いて
> $$\int f(x)dx = F(x) + C \qquad (\int はインテグラルと読む)$$
> と表し，これを **不定積分** という

微分の公式から以下の公式が導き出される．

> **formulas**
> $$\int x^\alpha dx = \frac{1}{\alpha+1}x^{\alpha+1} + C \quad (ただし，\alpha \neq -1)$$
> $$\boxed{\int \frac{1}{x}dx = \ln|x| + C, \quad \int \frac{1}{x^2}dx = -\frac{1}{x} + C} \quad \leftarrow この2式は薬学によく使われる$$
> $$\int e^x dx = e^x + C, \quad \int a^x dx = \frac{a^x}{\ln a} + C$$

> **例題1** 次の不定積分を求めなさい．
> (1) $\int 3x^3 dx$ (2) $\int 2t^4 dt$ (3) $\int x^{-2} dx$ (4) $\int x^{\frac{2}{3}} dx$ (5) $\int y^{-\frac{2}{5}} dy$

解

(1) $\dfrac{3}{4}x^4 + C$　　(2) $\dfrac{2}{5}t^5 + C$　　(3) $-x^{-1} + C$　　(4) $\dfrac{3}{5}x^{\frac{5}{3}} + C$　　(5) $\dfrac{5}{3}y^{\frac{3}{5}} + C$

（Cは積分定数）

計算はより早くできるように公式に直接代入すると(4)は

$$\dfrac{1\times 3}{\frac{5}{3}\times 3}x^{\frac{5}{3}} + C = \left(\dfrac{3}{5}\right)x^{\frac{5}{3}} + C$$

指数の逆数 ……これを覚えよう

解答は問と同じ形式で書く（累乗根なら累乗根の形で解答）．

指数の確認

$$x^{-n} = \dfrac{1}{x^n} \qquad \sqrt[m]{x^n} = x^{\frac{n}{m}}$$

例題2 次の不定積分を求めなさい．

(1) $\displaystyle\int \dfrac{1}{x^3}\,dx$　　(2) $\displaystyle\int \dfrac{2}{y^5}\,dy$　　(3) $\displaystyle\int \sqrt{x}\,dx$　　(4) $\displaystyle\int 3\sqrt[3]{y^2}\,dy$

(5) $\displaystyle\int \dfrac{5}{\sqrt[3]{x^2}}\,dx$　　(6) $\displaystyle\int \dfrac{3}{x^2\cdot\sqrt[4]{x^3}}\,dx$　　$\left(x^2\cdot\sqrt[4]{x^3} = x^2\cdot x^{\frac{3}{4}} = x^{\frac{11}{4}}\text{ を求める}\right)$

解

(1) $\displaystyle\int x^{-3}\,dx = -\dfrac{1}{2}x^{-2} + C = -\dfrac{1}{2x^2} + C$　　(2) $\displaystyle\int 2y^{-5}\,dy = \dfrac{2}{-4}y^{-4} + C = -\dfrac{1}{2y^4} + C$

(3) $\displaystyle\int x^{\frac{1}{2}}\,dx = \dfrac{2}{3}x^{\frac{3}{2}} + C = \dfrac{2}{3}\sqrt{x^3} + C$　　(4) $\displaystyle\int 3y^{\frac{2}{3}}\,dy = 3\cdot\dfrac{3}{5}y^{\frac{5}{3}} + C = \dfrac{9}{5}\sqrt[3]{y^5} + C$

(5) $\displaystyle\int 5x^{-\frac{2}{3}}\,dx = 5\cdot\dfrac{3}{1}x^{\frac{1}{3}} + C = 15\sqrt[3]{x} + C$　　(6) $\displaystyle\int 3x^{-\frac{11}{4}}\,dx = 3\left(-\dfrac{4}{7}\right)x^{-\frac{7}{4}} + C = -\dfrac{12}{7x\cdot\sqrt[4]{x^3}} + C$

（Cは積分定数）

例題3 次の不定積分を求めなさい（積は展開して，商は分割して積分しよう）．

(1) $\displaystyle\int x^2(x-3)\,dx$　　$\displaystyle\int (x+2)(2x-1)\,dx$　　(3) $\displaystyle\int \left(x^2 + \dfrac{1}{x}\right)^2 dx$

(4) $\displaystyle\int \dfrac{2x^3+5}{x^2}\,dx$　　(5) $\displaystyle\int \dfrac{(x+1)^2}{\sqrt{x}}\,dx$　　(6) $\displaystyle\int \dfrac{(\sqrt{x}+1)^3}{x}\,dx$

解

(1) $\displaystyle\int (x^3 - 3x^2)\,dx = \dfrac{1}{4}x^4 - x^3 + C$　　(2) $\displaystyle\int (2x^2 + 3x - 2)\,dx = \dfrac{2}{3}x^3 + \dfrac{3}{2}x^2 - 2x + C$

(3) $\displaystyle\int\left(x^4+2x+\frac{1}{x^2}\right)dx=\frac{1}{5}x^5+x^2-\frac{1}{x}+C$

(4) $\displaystyle\int(2x+5x^{-2})dx=x^2-5x^{-1}+C=x^2-\frac{5}{x}+C$

(5) $\displaystyle\int\frac{x^2+2x+1}{\sqrt{x}}dx=\int\left(x^{\frac{3}{2}}+2x^{\frac{1}{2}}+x^{-\frac{1}{2}}\right)dx=\frac{2}{5}x^{\frac{5}{2}}+\frac{4}{3}x^{\frac{3}{2}}+2x^{\frac{1}{2}}+C$
$\displaystyle\qquad=\frac{2}{5}\sqrt{x^5}+\frac{4}{3}\sqrt{x^3}+2\sqrt{x}+C$

(6) $\displaystyle\int\frac{x^{\frac{3}{2}}+3x+3x^{\frac{1}{2}}+1}{x}dx=\int\left(x^{\frac{1}{2}}+3+3x^{-\frac{1}{2}}+\frac{1}{x}\right)dx=\frac{2}{3}\sqrt{x^3}+3x+6\sqrt{x}+\ln|x|+C$

（Cは積分定数）

例題4 次の不定積分を求めなさい．

(1) $\displaystyle\int dC_A$　　(2) $\displaystyle\int\frac{1}{C_A}dC_A$　　(3) $\displaystyle\int\frac{1}{C_A^2}dC_A$　　(4) $\displaystyle\int -k\,dt$

解

(1) C_A+C　　(2) $\ln C_A+C$　　(3) $-\dfrac{1}{C_A}+C$　　(4) $-kt+C$

（Cは積分定数）

(1)は1が省略された形．C_Aは薬品Aの濃度なので $C_A>0$ である．

例題5 次の不定積分を求めよ．

(1) $\displaystyle\int(e^x+2^x)dx$　　(2) $\displaystyle\int(10^t-3^t)dt$　　(3) $\displaystyle\int(5^x\ln 5+2e^x)dx$

解

(1) $e^x+\dfrac{2^x}{\ln 2}+C$　　(2) $\dfrac{10^t}{\ln 10}-\dfrac{3^t}{\ln 3}+C$　　(3) 5^x+2e^x+C

（Cは積分定数）

例題6 条件 $F'(x)=3x^2-2,\ F(3)=-1$ を満たす関数 $F(x)$ を求めよ．

解　$F'(x)=3x^2-2$ より
$$F(x)=\int(3x^2-2)dx=x^3-2x+C$$
$F(3)=-1$ より
$$F(3)=27-6+C=-1\ (\text{条件})$$
$$\therefore\ C=-22\qquad\therefore\ F(x)=x^3-2x-22$$

10.1　不定積分，公式と計算

薬学では三角関数の計算式はほとんど扱われていないので下記の公式だけで間に合うと思う．理解を深めたいときには高校数学Ⅲの教科書や参考書で確認してほしい．

【微分】　$(\sin x)' = \cos x$　　　$(\cos x)' = -\sin x$　　　$(\tan x)' = \dfrac{1}{\cos^2 x}$

【積分】　$\displaystyle\int \sin x\, dx = -\cos x + C$　　　$\displaystyle\int \cos x\, dx = \sin x + C$

　　　　　$\displaystyle\int \dfrac{dx}{\cos^2 x} = \tan x + C$　　　$\displaystyle\int \dfrac{dx}{\sin^2 x} = -\dfrac{1}{\tan x} + C$

演習問題

問1　次の不定積分を求めよ（積分定数を忘れないこと）．

(1)　$\displaystyle\int dx$　　(2)　$\displaystyle\int dt$　　(3)　$\displaystyle\int dC$　　(4)　$\displaystyle\int (x^2 - 4x)\, dx$　　(5)　$\displaystyle\int (t^3 - 4t)\, dt$

(6)　$\displaystyle\int (x^{-3} - 4x^{-4})\, dx$　　(7)　$\displaystyle\int (C^{-2} + C^{-3})\, dC$　　(8)　$\displaystyle\int \left(x^{\frac{3}{2}} + 2x^{\frac{1}{2}} - 3x^{-\frac{1}{2}}\right) dx$

(9)　$\displaystyle\int (2x-1)(3x+4)\, dx$　　(10)　$\displaystyle\int (2x-1)(4x^2+2x+1)\, dx$　　(11)　$\displaystyle\int (2x-1)^3\, dx$

問2　次の不定積分を求めよ．

(1)　$\displaystyle\int \dfrac{1}{x}\, dx$　　(2)　$\displaystyle\int \dfrac{1}{x^2}\, dx$　　(3)　$\displaystyle\int \left(\dfrac{2}{t} + \dfrac{3}{t^2}\right) dt$　　(4)　$\displaystyle\int (C^{-1} + 2C^{-2})\, dC$

(5)　$\displaystyle\int \dfrac{1}{x^3}\, dx$　　(6)　$\displaystyle\int \left(\dfrac{1}{t^4} - \dfrac{3}{t^5}\right) dt$　　(7)　$\displaystyle\int \sqrt[3]{x^4}\, dx$　　(8)　$\displaystyle\int \left(2\sqrt{x} - 3\sqrt[3]{x^2}\right) dx$

(9)　$\displaystyle\int \left(\dfrac{10}{3}\cdot\sqrt[3]{x^2} - \dfrac{7}{4}\cdot\sqrt[4]{x^3}\right) dx$　　(10)　$\displaystyle\int \dfrac{2}{\sqrt{x}}\, dx$　　(11)　$\displaystyle\int \left(\dfrac{1}{\sqrt[3]{x}} + \dfrac{2}{\sqrt[4]{x^3}}\right) dx$

(12)　$\displaystyle\int \left(\dfrac{4x^3 - 3x^2 + 2x - 1}{x^2}\right) dx$　　(13)　$\displaystyle\int \dfrac{(t+1)(t+2)}{t}\, dt$　　(14)　$\displaystyle\int \dfrac{x^5 - 2x^2 + 3}{x^3}\, dx$

問3　次の不定積分を求めよ．

(1)　$\displaystyle\int e^x\, dx$　　(2)　$\displaystyle\int 2^x\, dx$　　(3)　$\displaystyle\int (2e^x + 3^x)\, dx$　　(4)　$\displaystyle\int (2^t + 3^t + 4^t + 5^t)\, dt$

(5)　$\displaystyle\int \ln 2 \cdot 2^x\, dx$　　(6)　$\displaystyle\int (2^x \cdot \ln 2 + 3^x \cdot \ln 3)\, dx$　　(7)　$\displaystyle\int (3e^t + 3^t \cdot \ln 3 + 5^t)\, dt$

問4　次の条件を満たす関数 $F(x)$ を求めよ．

(1)　$F'(x) = 3x^2 + 2x + 1$，$F(1) = 4$　　(2)　$F'(x) = (2x+1)(2x-1)$，$F(1) = 5$

(3)　$F'(x) = (x^2 - 1)\sqrt{x}$，$F(1) = 0$　　(4)　$F'(x) = e^x - 2x$，$F(1) = e$

10.2 面積，定積分

図10-1の $y \geq 0$ の範囲において

> $y = f(x)$, x 軸, $x = a$, $x = b$ で囲まれた面積は
>
> $$\int_a^b f(x)\,dx$$
>
> で表される

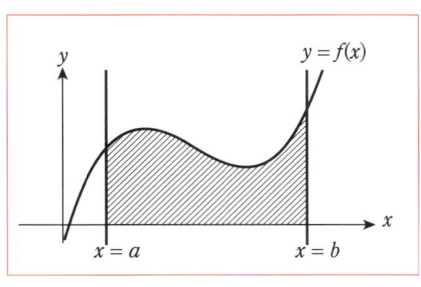

図 10-1 $y = f(x)$, x軸, $x = a$, $x = b$で囲まれた面積

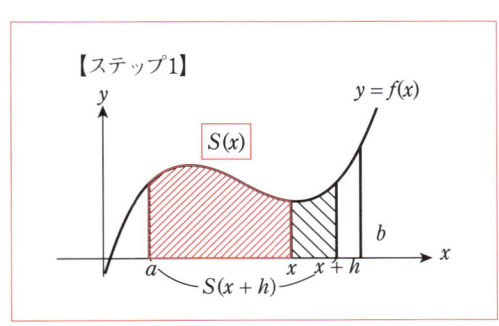

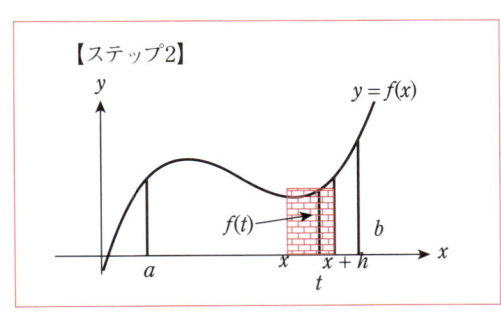

【ステップ1】

図 10-2 $S(x)$ と $S(x + h)$

【ステップ2】

図 10-3 t が存在する

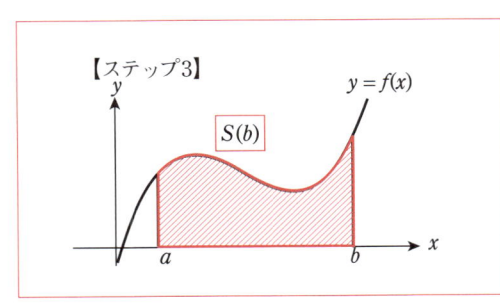

【ステップ3】

図 10-4 面積 $S(b)$

簡単に説明を加えておく．
$y = f(x)$ と x 軸の間にある図形の x 座標が $a \sim x$ での面積を $S(x)$ とすると, $x \sim x + h$ の面積は $S(x + h) - S(x)$ となる．

図10-3のように

となる $t\,(x \leq t \leq x + h)$ をとると
$S(x + h) - S(x) = h \cdot f(t)$
よって

$$\lim_{h \to 0} \frac{S(x+h) - S(x)}{h} = \lim_{h \to 0} f(t)$$

$h \to 0$ より $t \to x$
∴ $S'(x) = f(x)$
$f(x)$ の原始関数を $F(x)$ とおけば
∴ $S(x) = F(x) + C$ ……①
が成り立つ．$S(a) = 0$ （∵ 幅 $= 0$）
より，$x = a$ を代入
$S(a) = F(a) + C = 0$
∴ $C = -F(a)$
①式より $S(x) = F(x) - F(a)$

$$\therefore \quad S(b) = F(b) - F(a) = \int_a^b f(x)\,dx$$

以上の面積の積分計算を進めると以下のような公式が出てくる．

$y = f(x)$ と $y = g(x)$ および $x = a$, $x = b$ で囲まれた面積は

$$S(x) = \int_a^b (f(x) - g(x))\,dx$$

（上の曲線）−（下の曲線）

（図10-5参照）

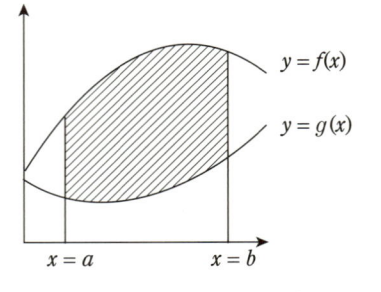

図10-5　曲線2つに挟まれた面積

$y = f(x)$ と x 軸で囲まれた面積は

$$S(x) = S_1 + S_2$$
$$= \int_a^b f(x)\,dx - \int_b^c f(x)\,dx$$

S_2 は（上の曲線）−（下の曲線）
$\quad = x$ 軸 $(y = 0) - f(x)$

（図10-6参照）

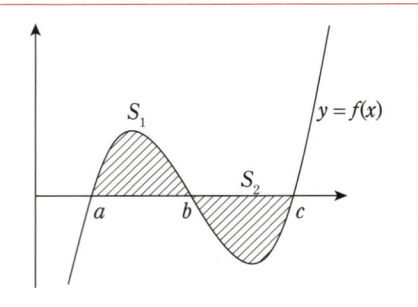

図10-6　f(x) < 0の部分を含む面積

曲線の下の面積は高さ y を積分すれば求められる．

$$\int_a^b y\,dx = \int_a^b f(x)\,dx$$

半径 r の球の体積は，半径 y の円の面積を積分すれば求められる．

$$\int_{-r}^{r} \pi y^2\,dx = \int_{-r}^{r} \pi(r^2 - x^2)\,dx$$

薬学など専門分野においては温度，圧力，体積，……などの関係が定積分の式で扱われている．

たとえば，熱力学での圧力 P の気体（理想気体）が体積を V_i から V_f に変化させるときの仕事 W は

$$W = -\int_{V_i}^{V_f} P\,dv$$

で表される．薬学の講義の中で扱われる計算については全員が積分計算は理解しているものとして簡単な説明だけで進められる．基礎はここでしっかり身につけよう．

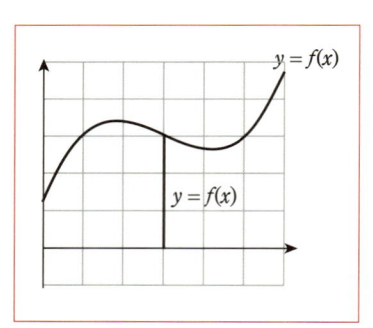

図10-7　面積は高さの積分

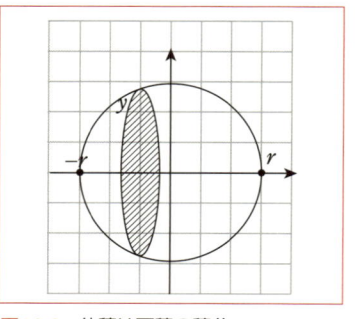

図10-8　体積は面積の積分

> 関数 $f(x)$ の原始関数の1つを $F(x)$ とするとき，差 $F(b) - F(a)$ を $f(x)$ の a から b までの定積分といい，記号 $\int_a^b f(x)\,dx$ で表す（a を下端，b を上端と呼ぶ）．計算式は以下のように記載する．
> $$\int_a^b f(x)\,dx = [F(x)]_a^b = F(b) - F(a)$$

例題1 次の定積分を求めよ.

(1) $\int_1^3 x^2\,dx$ (2) $\int_{-1}^2 (5t - t^2)\,dt$ (3) $\int_1^2 (2x-1)(2x+3)\,dx$

(4) $\int_1^2 e^x\,dx$ (5) $\int_1^e \dfrac{1}{x}\,dx$ (6) $\int_1^e \dfrac{x^2 + 2x + 3}{x}\,dx$

解

(1) 与式 $= \left[\dfrac{1}{3}x^3\right]_1^3 = 9 - \dfrac{1}{3} = \dfrac{26}{3}$

(2) 与式 $= \left[\dfrac{5}{2}t^2 - \dfrac{1}{3}t^3\right]_{-1}^2 = \left(10 - \dfrac{8}{3}\right) - \left(\dfrac{5}{2} + \dfrac{1}{3}\right) = \dfrac{9}{2}$

(3) 与式 $= \int_1^2 (4x^2 + 4x - 3)\,dx = \left[\dfrac{4}{3}x^3 + 2x^2 - 3x\right]_1^2 = \left(\dfrac{32}{3} + 8 - 6\right) - \left(\dfrac{4}{3} + 2 - 3\right)$

$= 3 + \dfrac{28}{3} = \dfrac{37}{3}$

(4) 与式 $= [e^x]_1^2 = e^2 - e$

(5) 与式 $= [\ln|x|]_1^e = \ln e - \ln 1$
$= 1 - 0 = 1$

(6) 与式 $= \int_1^e \left(x + 2 + \dfrac{3}{x}\right) dx = \left[\dfrac{x^2}{2} + 2x + 3\ln|x|\right]_1^e = \left(\dfrac{e^2}{2} + 2e + 3\right) - \left(\dfrac{1}{2} + 2\right)$

$= \dfrac{e^2}{2} + 2e + \dfrac{1}{2}$

例題2 次の定積分を求めよ. $\int_{-1}^1 (1 + x + x^2 + x^3)\,dx$

解
$$\left[x + \dfrac{x^2}{2} + \dfrac{x^3}{3} + \dfrac{x^4}{4}\right]_{-1}^1 = \left(1 + \dfrac{1}{2} + \dfrac{1}{3} + \dfrac{1}{4}\right) - \left(-1 + \dfrac{1}{2} - \dfrac{1}{3} + \dfrac{1}{4}\right) = 2\left(1 + \dfrac{1}{3}\right) = \dfrac{8}{3}$$

上の計算式より

> $f(x)$ が偶関数 $(f(-x)=f(x))$ のとき， $\int_{-a}^{a} f(x)\,dx = 2\int_{0}^{a} f(x)\,dx$
>
> $f(x)$ が奇関数 $(f(-x)=-f(x))$ のとき $\int_{-a}^{a} f(x)\,dx = 0$

の公式が成り立つ.

定積分は薬学でも使う熱平衡「温度変化によるエントロピー変化」の中に以下のような形で出てくる．

このように途中の計算式は省略されているので必ず計算して確かめよう．

定積温度変化 $\Delta S = \dfrac{q_V}{T} = \int_{T_1}^{T_2} \dfrac{C_V}{T}\,dT = C_V[\ln T]_{T_1}^{T_2} = C_V \ln \dfrac{T_2}{T_1}$

定圧温度変化 $\Delta S = \dfrac{q_P}{T} = \int_{T_1}^{T_2} \dfrac{C_P}{T}\,dT = C_P[\ln T]_{T_1}^{T_2} = C_P \ln \dfrac{T_2}{T_1}$

例題3 等式 $f(x) = 4x + 3\int_{0}^{1} f(t)\,dt$ を満たす関数 $f(x)$ を求めよ．

解 定積分は定数より $\int_{0}^{1} f(t)\,dt = K$ とおくと

$f(x) = 4x + 3K$ ∴ $\int_{0}^{1} f(t)\,dt = \int_{0}^{1} (4t + 3K)\,dt = [2t^2 + 3Kt]_{0}^{1}$
$= (2 + 3K) - 0 = K$
∴ $K = -1$

すなわち $f(x) = 4x - 3$ となる．

演習問題

問1 次の定積分を求めよ．

(1) $\int_{-2}^{0} (x^2 - 2x)\,dx$ (2) $\int_{-2}^{2} (3x^2 - 2x)\,dx$ (3) $\int_{-1}^{1} (x+2)(x-2)\,dx$

(4) $\int_{1}^{2} (2x-3)^2\,dx$ (5) $\int_{1}^{e} \dfrac{1}{x}\,dx$ (6) $\int_{1}^{2} \dfrac{dy}{y^3}$ (7) $\int_{1}^{2} \dfrac{dt}{t^2}$

(8) $\int_{1}^{2} \dfrac{y^2 + y + 1}{y}\,dy$ (9) $\int_{1}^{e} \dfrac{2t^2 + 3t - 1}{t}\,dt$ (10) $\int_{1}^{2} e^x\,dx$ (11) $\int_{0}^{1} (2^x + 3^x)\,dx$

(12) $\int_{0}^{1} (2^x \cdot \ln 2 + 3^x \cdot \ln 3)\,dx$ (13) $\int_{-1}^{1} (2 + x^2 - 3x^4)\,dx$

(14) $\int_{-2}^{2} (2x + 4x^3 - 6x^5)\,dx$ (15) $\int_{-1}^{1} (2x+3)(3x-2)\,dx$

10.3 置換積分

微分法の公式

$$(e^{kx})' = k \cdot e^{kx} \qquad \{(ax+b)^n\}' = na(ax+b)^{n-1}$$

より

$$\int e^{kx} dx = \frac{1}{k} \cdot e^{kx} + C \qquad \int (ax+b)^n \, dx = \frac{1}{a(n+1)}(ax+b)^{n+1} + C$$

（C は積分定数）

例題1 次の不定積分を求めなさい．

(1) $\int e^{2x} dx$ (2) $\int e^{2x+3} dx$ (3) $\int (2x+3)^4 \, dx$ (4) $\int (2x+3)^{10} \, dx$

解

(1) 与式 $= \dfrac{1}{2} e^{2x} + C$ (2) 与式 $= \dfrac{1}{2} e^{2x+3} + C$

(3) 与式 $= \dfrac{1}{2} \cdot \dfrac{1}{5}(2x+3)^5 + C = \dfrac{1}{10}(2x+3)^5 + C$

(4) 与式 $= \dfrac{1}{2} \cdot \dfrac{1}{11}(2x+3)^{11} + C = \dfrac{1}{22}(2x+3)^{11} + C$

（C は積分定数）

例題2 次の不定積分を求めなさい．

(1) $\int e^{-x} \, dx$ (2) $\int e^{-2x+3} \, dx$ (3) $\int (e^x+1)^2 \, dx$ (4) $\int \dfrac{(e^x+1)(e^{2x}-2)}{e^x} \, dx$

(5) $\int (2x+3)^{-4} \, dx$ (6) $\int \sqrt{(2x+3)} \, dx$ (7) $\int \dfrac{3}{\sqrt{(2x+3)^5}} \, dx$

解

(1) 与式 $= -e^{-x} + C$ (2) 与式 $= -\dfrac{1}{2} e^{-2x+3} + C$

(3) 与式 $= \int (e^{2x} + 2e^x + 1) \, dx = \dfrac{1}{2} e^{2x} + 2e^x + x + C$

(4) 与式 $= \int \dfrac{e^{3x} + e^{2x} - 2e^x - 2}{e^x} \, dx = \int (e^{2x} + e^x - 2 - 2e^{-x}) \, dx = \dfrac{1}{2} e^{2x} + e^x - 2x + 2e^{-x} + C$

(5) 与式 $= \dfrac{1}{2} \cdot \dfrac{1}{-3}(2x+3)^{-3} + C = -\dfrac{1}{6(2x+3)^3} + C$

(6) 与式 $= \int (2x+3)^{\frac{1}{2}} \, dx = \dfrac{1}{2} \cdot \dfrac{2}{3}(2x+3)^{\frac{3}{2}} + C = \dfrac{1}{3} \sqrt{(2x+3)^3} + C$

(7) 与式 $= 3 \int (2x+3)^{-\frac{5}{2}} \, dx = 3 \cdot \dfrac{1}{2} \cdot \dfrac{2}{-3}(2x+3)^{-\frac{3}{2}} = \dfrac{-1}{\sqrt{(2x+3)^3}} + C$

（C は積分定数）

例題3 次の定積分を求めなさい．

(1) $\int_0^1 e^{2x}\,dx$　　(2) $\int_1^2 e^{3x-5}\,dx$　　(3) $\int_0^1 (2x-1)^7\,dx$　　(4) $\int_0^1 (2x-1)^{10}\,dx$

解

(1) 与式 $= \left[\dfrac{1}{2}e^{2x}\right]_0^1 = \dfrac{1}{2}(e^2-1)$　　(2) 与式 $= \left[\dfrac{1}{3}e^{3x-5}\right]_1^2 = \dfrac{1}{3}(e-e^{-2})$

(3) 与式 $= \left[\dfrac{1}{16}(2x-1)^8\right]_0^1 = \dfrac{1}{16}(1-1) = 0$　　(4) 与式 $= \left[\dfrac{1}{22}(2x-1)^{11}\right]_0^1 = \dfrac{1}{22}(1+1) = \dfrac{1}{11}$

関数 $f(x)$ の不定積分 $y = \int f(x)\,dx$ において，x が微分可能な t の関数 $g(t)$ を用いて $x = g(t)$ と表されるとき，y は t の関数で

$$\dfrac{dy}{dt} = \dfrac{dy}{dx}\cdot\dfrac{dx}{dt} = f(x)g'(t) = f(g(t))\,g'(t)\quad \text{（合成関数の導関数の公式，p.79参照）}$$

したがって次の公式が得られる．

置換積分の公式

$$\int f(x)\,dx = \int f(g(t))\dfrac{dx}{dt}\,dt = \int f(g(t))g'(t)\,dt$$

例題4 置換積分法を用いて $\int \dfrac{g'(x)}{g(x)}\,dx = \ln|g(x)| + C$ を証明しなさい．

解　$g(x) = u$ とおき，u で微分すると $\dfrac{d}{du}g(x) = 1$

上式左辺は合成関数の微分より $\dfrac{d}{du}g(x) = \dfrac{dx}{du}\cdot\dfrac{d}{dx}g(x) = \dfrac{dx}{du}\cdot g'(x)$

∴　$\dfrac{dx}{du}\cdot g'(x) = 1$ となり $g'(x)\,dx = du$ が成り立つ．

∴　与式左辺 $= \int \dfrac{1}{g(x)}\cdot g'(x)\,dx = \int \dfrac{1}{u}\,du = \ln|u| + C = \ln|g(x)| + C$　　　　（C は積分定数）

例題5 置換積分法を使って次の公式を導き出しなさい．

$$\int (ax+b)^n\,dx = \dfrac{1}{a(n+1)}(ax+b)^{n+1} + C$$

解　$ax+b = t$ とおき t で微分すると $a\dfrac{dx}{dt} = 1$　∴　$dx = \dfrac{1}{a}\cdot dt$

$$\int (ax+b)^n\,dx = \int t^n\cdot\dfrac{1}{a}\cdot dt = \dfrac{1}{a}\left(\dfrac{1}{n+1}\cdot t^{n+1}\right) + C = \dfrac{1}{a(n+1)}(ax+b)^{n+1} + C$$

（C は積分定数）

例題6 不定積分 $\int \sqrt{2x+1}\,dx$ を求めよ.

解 $2x+1=t$ とおくと $2\dfrac{dx}{dt}=1$ すなわち $dx=\dfrac{1}{2}dt$

$$\therefore \text{与式} = \int t^{\frac{1}{2}} \cdot \frac{1}{2}dt = \frac{1}{2} \cdot \frac{2}{3}t^{\frac{3}{2}} + C = \frac{1}{3}\sqrt{(2x+1)^3} + C \quad (C\text{は積分定数})$$

別解 $\sqrt{2x+1}=t$ とおくと $2x+1=t^2$ $\therefore$ $2\dfrac{dx}{dt}=2t$ すなわち $dx=t\,dt$

$$\therefore \text{与式} = \int t \cdot t\,dt = \int t^2\,dt = \frac{1}{3}t^3 + C = \frac{1}{3}\sqrt{(2x+1)^3} + C$$

「どちらの置き換えがよいか」迷う必要はない．問題数をこなすことによって，自分がどちらの方が間違いなく計算できるか自然と判断できるようになる．つまり，この場合（指定のない場合）どちらでもよい．

例題7 $\int_0^1 (2x-1)^2\,dx$ を置換積分法を使って計算しなさい．

解 $2x-1=t$ とおく

tで微分すると $2\dfrac{dx}{dt}=1$ $\therefore$ $dx=\dfrac{1}{2}dt$

$x=1$ のとき $t=1$
$x=0$ のとき $t=-1$

←対応数字に着目しよう．

$$\therefore \int_0^1 (2x-1)^2\,dx = \int_{-1}^1 t^2 \cdot \frac{1}{2}dt = \left[\frac{t^3}{6}\right]_{-1}^1 = \frac{1-(-1)}{6} = \frac{1}{3}$$

例題8 次の積分を解きなさい．

(1) $\int x\sqrt{x^2+1}\,dx$ (2) $\int \dfrac{2x}{x^2+4}\,dx$

解
(1) $x^2+1=u$ とおくと
$2x\,dx = du$

$$\therefore \int \frac{1}{2}\sqrt{u}\,du = \frac{1}{2}\int u^{\frac{1}{2}}\,du = \frac{1}{3}u^{\frac{3}{2}} + C = \frac{1}{3}\sqrt{(x^2+1)^3} + C$$

(2) $x^2+4=u$ とおくと
$2x\,dx = du$

$$\therefore \int \frac{1}{u}\,du = \ln|u| + C = \ln(x^2+4) + C$$

（Cは積分定数）

積分の答えが出たら微分してもとの式になるか確かめよう．

演習問題

問1 次の不定積分を求めよ．

(1) $\int e^{7x}\,dx$ (2) $\int e^{3x+5}\,dx$ (3) $\int e^{-7x+3}\,dx$ (4) $\int \dfrac{1}{e^x}\,dx$

(5) $\int (2x+3)^9\,dx$ (6) $\int (2x+3)^{10}\,dx$ (7) $\int (2x+3)^{-5}\,dx$ (8) $\int (2x+3)^{\frac{3}{2}}\,dx$

問2 置換積分法を用いて，次の不定積分を求めよ．

(1) $\int (2x-3)^5\,dx$ (2) $\int (2x-3)^6\,dx$ (3) $\int (2x+1)(x^2+x+1)\,dx$

(4) $\int \dfrac{2x+1}{x^2+x+1}\,dx$ (5) $\int (2x^2+1)(2x^3+3x+5)\,dx$ (6) $\int \dfrac{2x^2+1}{2x^3+3x+5}\,dx$

(7) $\int (2e^{2x}+e^x)(e^{2x}+e^x+1)\,dx$ (8) $\int \dfrac{2e^{2x}+e^x}{e^{2x}+e^x+1}\,dx$

問3 次の定積分を求めよ．

(1) $\int_0^2 e^{3x}\,dx$ (2) $\int_0^1 e^{3x-2}\,dx$ (3) $\int_0^1 e^{-3x+2}\,dx$ (4) $\int_0^1 \dfrac{3}{e^{2x}}\,dx$

(5) $\int_0^3 (x-2)^2\,dx$ (6) $\int_1^2 (2x-3)^2\,dx$ (7) $\int_0^2 (x-1)^4\,dx$ (8) $\int_0^1 (2x-1)^{99}\,dx$

(9) $\int_0^1 \dfrac{3}{(2x-1)^5}\,dx$ (10) $\int_{-2}^2 (e^x+e^{-x})^2\,dx$ (11) $\int_0^1 \dfrac{(2e^x+1)^2}{e^x}\,dx$

問4 次の定積分を求めよ．

(1) $\int_1^2 (2x-3)^5\,dx$ (2) $\int_1^2 (2x-3)^6\,dx$ (3) $\int_0^2 (2x+1)(x^2+x+1)\,dx$

(4) $\int_0^2 \dfrac{2x+1}{x^2+x+1}\,dx$ (5) $\int_0^1 (2x^2+1)(2x^3+3x+5)\,dx$ (6) $\int_0^1 \dfrac{2x^2+1}{2x^3+3x+5}\,dx$

10.4 部分積分法など，薬学で扱う問題

例題1 次の等式から (1)(2) は C_A の値を，(3) は $\dfrac{1}{C_A}$ の値を求めなさい．

(1) $\displaystyle\int_{C_0}^{C_A} dC_A = -k\int_0^t dt$ (2) $\displaystyle\int_{C_0}^{C_A} \dfrac{dC_A}{C_A} = -k\int_0^t dt$ (3) $\displaystyle\int_{C_0}^{C_A} \dfrac{dC_A}{C_A^{\,2}} = -k\int_0^t dt$

解

(1) 両辺計算して

$$[C_A]_{C_0}^{C_A} = -k[t]_0^t, \quad C_A - C_0 = -k(t-0)$$

$$\therefore\ C_A = C_0 - kt$$

(2) 両辺計算して

$$[\ln C_A]_{C_0}^{C_A} = -k[t]_0^t, \quad \ln C_A - \ln C_0 = -k(t-0)$$

$$\therefore\ \ln C_A = -kt + \ln C_0$$

ln をまとめると，$\ln \dfrac{C_A}{C_0} = -kt$

$$\therefore\ \dfrac{C_A}{C_0} = e^{-kt} \quad \text{すなわち，} \quad C_A = C_0 e^{-kt}$$

(3) 両辺計算して

$$\left[-\dfrac{1}{C_A}\right]_{C_0}^{C_A} = -k[t]_0^t$$

$$-\dfrac{1}{C_A} - \left(-\dfrac{1}{C_0}\right) = -k(t-0)$$

$$\therefore\ \dfrac{1}{C_A} = \dfrac{1}{C_0} + kt$$

> これは濃度と時間の反応式である．グラフの縦軸と横軸を何にするかで反応前後の変化を読み取ることが容易にでき，薬学を学ぶうえで欠くことはできない．

薬物動態解析におけるモーメント解析法には，以下のような計算式も出てくる．

$$(AUC) = A\int_0^\infty e^{-\alpha t}\, dt = A\left[\dfrac{e^{-\alpha t}}{-\alpha}\right]_0^\infty = \dfrac{A}{-\alpha}(0-1) = \dfrac{A}{\alpha}$$

$$A\int_0^\infty t \cdot e^{-\alpha t}\, dt = A\int_0^\infty t \cdot \left(\dfrac{e^{-\alpha t}}{-\alpha}\right)' dt$$

部分積分法（次の例題2を参照）

$$= A\left[t \cdot \dfrac{e^{-\alpha t}}{-\alpha}\right]_0^\infty - A\int_0^\infty \dfrac{e^{-\alpha t}}{-\alpha}\, dt$$

$$= A(0-0) - A\left[\dfrac{e^{-\alpha t}}{\alpha^2}\right]_0^\infty = -\dfrac{A}{\alpha^2}(0-1) = \dfrac{A}{\alpha^2}$$

薬学の教科書では上記のように途中の式が省かれている．では，順番に理解を深めていこう．

> **例題2** 下記の部分積分法の公式を導き出しなさい．
> $$\int f(x)g'(x)\,dx = f(x)g(x) - \int f'(x)g(x)\,dx$$

解 積の微分公式 $(f \cdot g)' = f' \cdot g + f \cdot g'$
より $f \cdot g' = (f \cdot g)' - f' \cdot g$
両辺を x で積分すると
$$\int f(x)g'(x)\,dx = f(x)g(x) - \int f'(x)g(x)\,dx$$

> **例題3** $\int 2x \cdot \ln x\,dx$ を部分積分法を使って計算しなさい．

解
$$\begin{aligned}
\int 2x \cdot \ln x\,dx &= \int (x^2)' \cdot \ln x\,dx \\
&= x^2 \cdot \ln x - \int x^2 \cdot \frac{1}{x}\,dx \\
&= x^2 \cdot \ln x - \int x\,dx = x^2 \cdot \ln x - \frac{1}{2}x^2 + C
\end{aligned}$$

(C は積分定数)

> **例題4** $\int_0^1 x \cdot e^x\,dx$ を部分積分法を使って計算しなさい．

解 与式 $= \int_0^1 x \cdot (e^x)'\,dx = [x \cdot e^x]_0^1 - \int_0^1 e^x\,dx = (e - 0) - [e^x]_0^1 = e - (e - e^0) = 1$

> **例題5** 図10-9の斜線部分の面積を求めなさい．

解 面積 S は定積分で表されるから

$$\begin{aligned}
S &= \int_e^{2e} \ln x\,dx \\
&= \int_e^{2e} (x)' \cdot \ln x\,dx \\
&= [x \cdot \ln x]_e^{2e} - \int_e^{2e} x \cdot \frac{1}{x}\,dx \\
&= (2e \cdot \ln 2e - e \cdot \ln e) - [x]_e^{2e} \\
&= 2e(\ln 2 + 1) - e - (2e - e) \\
&= 2e \cdot \ln 2
\end{aligned}$$

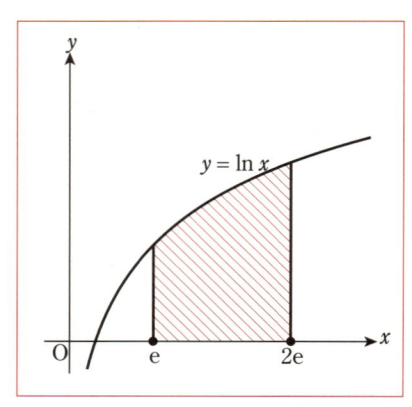

図10-9 $y = \ln x$ のグラフで囲まれる面積

例題6 次の不定積分を求めよ．

(1) $\displaystyle\int \frac{2x^2-1}{x+1}\,dx$ (2) $\displaystyle\int \frac{x}{(x+1)(x+2)}\,dx$ (3) $\displaystyle\int \frac{dx}{x^2-1}$

解 （置換積分法）

(1) $x+1=t$ とおくと $dx=dt$

$$\frac{2x^2-1}{x+1}=\frac{2(t-1)^2-1}{t}=2t-4+\frac{1}{t} \text{ より}$$

$$\text{与式}=\int\left(2t-4+\frac{1}{t}\right)dt=t^2-4t+\ln|t|+C=(x+1)^2-4(x+1)+\ln|x+1|+C$$

$$=x^2-2x+\ln|x+1|+C'$$

（ただし，$C'=C-3$）

別解 （式の変形）

$$\frac{2x^2-1}{x+1}=2x-2+\frac{1}{x+1} \text{ より}$$

$$\int\frac{2x^2-1}{x+1}\,dx=\int\left(2x-2+\frac{1}{x+1}\right)dx=x^2-2x+\ln|x+1|+C$$

「どの解法を使ったら早く答えを出すことができるか」と考えている人もいるだろう．その疑問への答えは「問題数をこなすこと」である．

(2) $\displaystyle\frac{x}{(x+1)(x+2)}=\frac{a}{(x+1)}+\frac{b}{x+2}$ とおくと $x=a(x+2)+b(x+1)$

係数を比較して

$$\begin{cases}a+b=1\\ 2a+b=0\end{cases} \text{ より } \begin{cases}a=-1\\ b=2\end{cases}$$

$$\therefore \text{与式}=\int\left(\frac{-1}{x+1}+\frac{2}{x+2}\right)dx=-\ln|x+1|+2\ln|x+2|+C=\ln\left|\frac{(x+2)^2}{x+1}\right|+C$$

(3) (2)と同じように変形すると

$$\frac{1}{x^2-1}=\frac{1}{(x+1)(x-1)}=\frac{1}{2}\left(\frac{1}{x-1}-\frac{1}{x+1}\right)$$

$$\text{与式}=\int\frac{1}{2}\left(\frac{1}{x-1}-\frac{1}{x+1}\right)dx=\frac{1}{2}(\ln|x-1|-\ln|x+1|)+C=\frac{1}{2}\ln\left|\frac{x-1}{x+1}\right|+C$$

（Cは積分定数）

例題7 次の関数を x について微分しなさい．

$$y=\int_x^{x^2} \ln t \, dt$$

解
$$y = \int_x^{x^2} (t)' \cdot \ln t \, dt = [t \cdot \ln t]_x^{x^2} - \int_x^{x^2} t \cdot \frac{1}{t} \, dt = x^2 \cdot 2\ln x - x \cdot \ln x - (x^2 - x)$$

$$\frac{dy}{dx} = 4x \cdot \ln x + 2x - (\ln x + 1) - 2x + 1 = 4x \cdot \ln x - \ln x$$

演習問題

(※ 今までの積分の総復習)

問1 次の不定積分を求めよ．

(1) $\int (2x+3)^3 dx$ (2) $\int (2x+3)^4 dx$ (3) $\int (2x+3)^{-5} dx$ (4) $\int (5x+7)^{\frac{2}{3}} dx$

(5) $\int (5x+7)^3 dx$ (6) $\int (5x+7)^4 dx$ (7) $\int \sqrt{3x+2} \, dx$ (8) $\int \frac{1}{\sqrt[3]{(5x-2)^4}} dx$

(9) $\int \frac{2}{2x+1} dx$ (10) $\int \frac{3}{3x+5} dx$ (11) $\int e^{2x+1} dx$ (12) $\int e^{3x+2} dx$

(13) $\int x\sqrt{1-x} \, dx$ (14) $\int x\sqrt{x^2+1} \, dx$ (15) $\int 3x^2\sqrt{x^3+2} \, dx$ (16) $\int x\sqrt{1-x^2} \, dx$

(17) $\int \frac{\ln x}{x} dx$ (18) $\int xe^{x^2} dx$ (19) $\int x^2 e^{x^3} dx$ (20) $\int \frac{2x+1}{x^2+x+1} dx$

問2 次の定積分を解きなさい．

(1) $\int_0^1 (2x-1)^2 dx$ (2) $\int_0^1 (2x-1)^3 dx$ (3) $\int_0^1 (2x-1)^4 dx$ (4) $\int_0^1 (2x-1)^5 dx$

(5) $\int_1^2 (2x-3)^4 dx$ (6) $\int_1^2 (2x-3)^5 dx$ (7) $\int_1^2 (2x-3)^6 dx$ (8) $\int_1^2 \sqrt[3]{2x-3} \, dx$

(9) $\int_1^2 \frac{2}{2x+1} dx$ (10) $\int_1^2 \frac{3}{3x+2} dx$ (11) $\int_0^1 e^{2x+1} dx$ (12) $\int_0^1 e^{3x+2} dx$

(13) $\int_0^2 x\sqrt{2-x} \, dx$ (14) $\int_2^5 x\sqrt{x-1} \, dx$ (15) $\int_1^2 x(x-2)^3 dx$ (16) $\int_0^1 x(1-x)^5 dx$

(17) $\int_1^e \frac{\ln x}{x} dx$ (18) $\int_0^1 2xe^{x^2} dx$ (19) $\int_0^1 3x^2 e^{x^3} dx$ (20) $\int_0^1 \frac{2x-1}{x^2-x+2} dx$

問3 次の不定積分を求めよ．

(1) $\int \ln x \, dx$ (2) $\int x \ln x \, dx$ (3) $\int xe^x dx$ (4) $\int (x+1)e^x dx$ (5) $\int x^2 e^x dx$

問4 次の定積分を求めよ．

(1) $\int_1^e \ln x \, dx$ (2) $\int_1^e x \ln x \, dx$ (3) $\int_0^1 xe^x dx$ (4) $\int_0^1 (x+1)e^x dx$

第11章 微分方程式

　私たちは，日常の生活の中で起こるさまざまな現象に出会う．ある関数の導関数は，その関数の定義域内での変化の様子を表す関数である．この意味で，ある瞬間における現象の変化は，導関数と深く関わりをもっている．

　微分方程式は，導関数を用いて表した方程式であり，この解を求めることは，さまざまな現象を解きほぐすことになる．

　ここでは，変数分離形と1階線形の微分方程式の解法を学び，薬学の理論の基礎を徹底して身につけることを目的としている．

11.1 変数分離形の微分方程式

1. 微分方程式とは

> 関数 $y = f(x)$ とその導関数 $f'(x)\left(\dfrac{dy}{dx}\right)$, $f''(x)\left(\dfrac{d^2y}{dx^2}\right)$, …… などを含む方程式（未知関数とその導関数に関する方程式）を微分方程式という．

$$\frac{dy}{dx} = 2xy \quad \cdots\cdots ① \qquad \frac{d^2y}{dx^2} - \frac{dy}{dx} - 6y = 0 \quad \cdots\cdots ②$$

①式，②式は微分方程式の例である．

> ①式は1階微分方程式，②式は2階微分方程式という．微分方程式が与えられたとき，これを満足する未知関数を求めることを微分方程式を解くという．任意定数 C を含む解を一般解という．

> 　微分方程式の解で，$x = a$, $y = b$ を満たす解を求めることもある．このような条件を初期条件といい，このときの解を特殊解という．

2. 変数分離形の微分方程式

> 　与えられた微分方程式を変形したとき，$g(y)\dfrac{dy}{dx} = f(x)$ の形に変形できるものを変数分離形の微分方程式という．

　つまり，この形の微分方程式は，変数 y が左辺に，変数 x が右辺に分かれるように変

形できる．$g(y)\dfrac{dy}{dx} = f(x)$ の両辺を x で積分すれば，解を求めることができる．

$$g(y)\dfrac{dy}{dx} = f(x) \text{ より } \int g(y)\dfrac{dy}{dx}\,dx = \int f(x)\,dx + C$$

（C は積分定数）

$g(y)\dfrac{dy}{dx} = f(x)$ の一般解は

$$\int g(y)\,dy = \int f(x)\,dx + C$$

（C は積分定数）

例題1 微分方程式 $\dfrac{dy}{dx} = 2xy$ を解け．

解 $\dfrac{1}{y} \cdot \dfrac{dy}{dx} = 2x$ より $\int \dfrac{1}{y}\,dy = \int 2x\,dx$

$\ln|y| = x^2 + C_1$

$|y| = e^{x^2 + C_1}$ したがって，$y = \pm e^{x^2 + C_1} = \pm e^{C_1} e^{x^2}$

∴ $y = Ce^{x^2}$ （$C = \pm e^{C_1}$ とおく）（C は任意定数）

例題2 例題1の微分方程式の解で，$x = 0$ のとき，$y = 3$ となる解を求めよ．

解 $y = Ce^{x^2}$ に $x = 0$, $y = 3$ を代入して $3 = Ce^0 = C$

$y = 3 \cdot e^{x^2}$

例題3 $x = -1$ のとき $y = 2$ を満たす微分方程式 $(5 + x^3)y' = x^2 y$ を解け．

解 $\dfrac{1}{y} \cdot \dfrac{dy}{dx} = \dfrac{x^2}{5 + x^3}$

両辺を積分して $\int \dfrac{1}{y}\,dy = \int \dfrac{x^2}{5 + x^3}\,dx$

$\int \dfrac{1}{y}\,dy = \int \dfrac{1}{3} \cdot \dfrac{3x^2}{5 + x^3}\,dx$

$\ln|y| = \dfrac{1}{3}\ln|5 + x^3| + C_1$

$3\ln|y| = \ln|5 + x^3| + 3C_1$

$\ln|y|^3 - \ln|5 + x^3| = 3C_1$

$\ln\left|\dfrac{y^3}{5 + x^3}\right| = 3C_1$

$$\therefore \quad \frac{y^3}{5+x^3} = \pm e^{3C_1} \qquad y^3 = C(5+x^3) \quad (C = \pm e^{3C_1})$$

この式に，$x = -1$, $y = 2$ を代入して $8 = 4C$ より $C = 2$ である．
よって $y^3 = 2(5+x^3)$

例題4 微分方程式 $(x-1)y' + 3 + y = 0$ を解け．

解
$$(x-1)y' = -(y+3)$$
$$\frac{1}{y+3} \cdot \frac{dy}{dx} = -\frac{1}{x-1}$$
$$\int \frac{1}{y+3} \, dy = -\int \frac{1}{x-1} \, dx$$
$$\ln|y+3| = -\ln|x-1| + C_1$$
$$\ln|y+3| + \ln|x-1| = C_1$$
$$\ln|(y+3)(x-1)| = C_1$$
$$|(y+3)(x-1)| = e^{C_1}$$
$$(y+3)(x-1) = \pm e^{C_1}$$
$$(y+3)(x-1) = C \quad (C = \pm e^{C_1})$$
$$y + 3 = \frac{C}{x-1} \quad \therefore \quad y = \frac{C}{x-1} - 3 \quad (Cは任意定数)$$

演習問題

問1 次の微分方程式を解け.

(1) $\dfrac{dy}{dx} = 4x^3 y$ (2) $\dfrac{dy}{dx} = 2xy^3$

問2 次の微分方程式を解け.

(1) $\dfrac{dy}{dx} = \dfrac{x}{y}$ (2) $\dfrac{dy}{dx} = \dfrac{y}{x}$ (3) $\dfrac{dy}{dx} = 3y^2$

問3 微分方程式 $\dfrac{dy}{dx} = xy + x$ を解け.

問4 微分方程式 $\dfrac{dy}{dx} = 3x^2 y$ の初期条件が, $x=1$ のとき $y=e$ である. この解を求めよ.

問5 次の微分方程式を( )内の初期条件のもとで解け.

(1) $y' + x^2 y = 0$ $(x=0,\ y=2)$ (2) $\sqrt{x}\, y' + y^2 = 0$ $(x=1,\ y=1)$

問6 次の微分方程式を解け.
(1) $x(y^2 + 1) + y(x^2 + 1)y' = 0$ (2) $(1 + x^2)y' = 2xy$
(3) $(2x + 1)y' - 3(y - 1) = 0$ (4) $x(y + 2)y' - 2(x + 1)y = 0$

※下記 URL に，p.111〜114の別解を掲載しております．
https://www.kspub.co.jp/book/detail/1536999.html

11.2　1階線形微分方程式，身近な微分方程式

1. 1階線形微分方程式

> **definition**
>
> 与えられた微分方程式を変形して $y' + P(x)y = Q(x)$ の形にできるとき，この微分方程式を**1階線形微分方程式**という．

> **formulas**
>
> この微分方程式の解は，
> $$y = e^{-\int P(x)dx} \left\{ \int Q(x) \cdot e^{\int P(x)dx} dx + C \right\}$$
> で表される．

このことを証明しよう．

$\dfrac{d}{dx}\left(e^{\int P(x)dx} \cdot y\right) = Q(x) \cdot e^{\int P(x)dx}$ の式が導ければ，不定積分の定義から，1階線形微分方程式の解が上記のようになることは容易にわかる．

$$\frac{d}{dx}\left(e^{\int P(x)dx} \cdot y\right) = \left(e^{\int P(x)dx}\right)' \cdot y + e^{\int P(x)dx} \cdot y'$$

$$= e^{\int P(x)dx} \cdot P(x) \cdot y + e^{\int P(x)dx} \cdot \frac{dy}{dx}$$

$$\therefore \quad e^{\int P(x)dx} \cdot \frac{dy}{dx} = \frac{d}{dx}\left(e^{\int P(x)dx} \cdot y\right) - e^{\int P(x)dx} \cdot P(x) \cdot y \quad \cdots\cdots ①$$

$y' + P(x)y = Q(x) \cdots\cdots ②$

②式の両辺に $e^{\int P(x)dx}$ を掛けると

$$e^{\int P(x)dx} \cdot \frac{dy}{dx} + e^{\int P(x)dx} \cdot P(x) \cdot y = Q(x) \cdot e^{\int P(x)dx} \quad \cdots\cdots ③$$

③式に①式を代入して

$$\frac{d}{dx}\left(e^{\int P(x)dx} \cdot y\right) - e^{\int P(x)dx} \cdot P(x) \cdot y + e^{\int P(x)dx} \cdot P(x) \cdot y = Q(x) \cdot e^{\int P(x)dx}$$

$$\frac{d}{dx}\left(e^{\int P(x)dx} \cdot y\right) = Q(x) \cdot e^{\int P(x)dx} \quad \cdots\cdots ④$$

④式より，$e^{\int P(x)dx} \cdot y = \int Q(x) e^{\int P(x)dx} dx + C$

この両辺に $e^{-\int P(x)dx}$ を掛けて

$$e^{-\int P(x)dx} \cdot e^{\int P(x)dx} \cdot y = e^{-\int P(x)dx} \left\{ \int Q(x) e^{\int P(x)dx} dx + C \right\}$$

$$\therefore \quad y = e^{-\int P(x)dx} \left\{ \int Q(x) e^{\int P(x)dx} dx + C \right\}$$ が証明された．

> **例題1** 微分方程式 $xy' + y = x^2 + 3x$ を解け．

解 $xy' + y = x^2 + 3x$ より $y' + \dfrac{y}{x} = x + 3$

$P(x) = \dfrac{1}{x}$, $Q(x) = x + 3$ とおくと，$e^{\int P(x)\,dx} = e^{\int \frac{1}{x}\,dx} = e^{\ln x} = x$ ……①

$\int Q(x) \cdot e^{\int P(x)\,dx}\,dx = \int (x+3)x\,dx = \int (x^2 + 3x)\,dx = \dfrac{x^3}{3} + \dfrac{3x^2}{2} + C$ ……②

また，①式より $e^{-\int P(x)\,dx} = \left(e^{\int P(x)\,dx}\right)^{-1} = x^{-1} = \dfrac{1}{x}$ ……③ だから

②, ③式より $y = \dfrac{1}{x}\left(\dfrac{x^3}{3} + \dfrac{3x^2}{2} + C\right) = \dfrac{x^2}{3} + \dfrac{3x}{2} + \dfrac{C}{x}$

> **例題2** 次の微分方程式を解け．(1) $y' + y = e^{2x}$ (2) $y' + y = 3e^{-5x} + 2$

解 (1) $P(x) = 1$, $Q(x) = e^{2x}$ とおくと $e^{\int P(x)\,dx} = e^{\int 1\,dx} = e^x$ ……①

$\int Q(x) \cdot e^{\int P(x)\,dx}\,dx = \int e^{2x} \cdot e^x\,dx = \int e^{3x}\,dx = \dfrac{e^{3x}}{3} + C$ ……②

(C は任意定数)

①式より $e^{-\int P(x)\,dx} = \left(e^{\int P(x)\,dx}\right)^{-1} = (e^x)^{-1} = e^{-x}$ ……③

②, ③式より $y = e^{-x}\left(\dfrac{e^{3x}}{3} + C\right) = \dfrac{e^{2x}}{3} + \dfrac{C}{e^x}$

(2) $P(x) = 1$, $Q(x) = 3e^{-5x} + 2$ とおくと $e^{\int P(x)\,dx} = e^{\int 1\,dx} = e^x$ ……①

$\int Q(x) e^{\int P(x)\,dx}\,dx = \int (3e^{-5x} + 2)e^x\,dx = \int (3e^{-4x} + 2e^x)\,dx = -\dfrac{3}{4}e^{-4x} + 2e^x + C$ ……②

(C は任意定数)

①式より，$e^{-\int P(x)\,dx} = \left(e^{\int P(x)}\right)^{-1} = e^{-x}$ ……③

②, ③式より $y = e^{-\int P(x)\,dx}\int Q(x) e^{\int P(x)\,dx}\,dx = e^{-x}\left(-\dfrac{3}{4}e^{-4x} + 2e^x + C\right) = -\dfrac{3}{4e^{5x}} + 2 + \dfrac{C}{e^x}$

2. 身近な微分方程式の話題

微分方程式は，現象の変化の割合を表した方程式であるから，私たちの身近にでよく扱われる．そんな例をいくつか挙げる．文章から微分方程式をたてる過程を考えてみよう．

(1) 1杯のコーヒーが 95℃ に温められている．室温 15℃ の部屋に 5 分間放置したら 65℃ になった．コーヒーの温度が 55℃ に下がるのは最初から何分後か．ただし，室温は一定とし，温度の降下速度は周囲の温度との温度差に比例するものとする．

ただし，$\log 2 = 0.3$ とする．

> **ヒント**
> t 分後のコーヒーの温度を $x\,°C$ とすると，
> $\dfrac{dx}{dt} = -a(x-15)$ （$a>0$ の定数）の変数分離形の微分方程式を解けば求められる．

(2) A君はある大学の特待生試験に合格しようとして受験勉強をしている．数学の重要公式を100個選び記憶し使いこなすことを目標とした．時刻 t までに達成した量を微分可能な関数で近似し，$y = f(t)$ とした．時刻 t における変化率 $f'(t)$ は，その時点で達成されずに残っている量に比例する量（比例定数 a）からその時点までの達成量に比例する量（比例定数 $b = 0.1a$）を引いた値とする．最初の達成量を0とし，$a = 0.05/$日とするとき，達成量が90%を超えるのは何日目か．ただし，$\log_e 10 = 2.3$ とする．

> **ヒント**
> 時刻 t の時点で達成されずに残っている量 … $100 - f(t) = 100 - y$
> $y' = a(100-y) - by = a(100-y) - 0.1ay$
> $\therefore\quad y' = 100a - \dfrac{11a}{10}y$ より $\dfrac{dy}{dt} = \dfrac{11a}{10}\left(\dfrac{1000}{11} - y\right) = \dfrac{11a}{10}(k-y)$ 　　（$k = \dfrac{1000}{11}$ とおく）
> よって，変数分離形微分方程式 $\dfrac{1}{k-y}\cdot\dfrac{dy}{dt} = \dfrac{11a}{10}$ を初期条件 $a = 0.05$，$y > 90$ のもとで解くことになる．

(3) マルサスの人口論

短い時間 Δt における出生数と死亡数は総人口とその時間間隔に単純比例するとすると，人口の増加はどうなるか．

$N(t)$：ある時刻 t におけるある国の人口
$A(t)$：この国のある時刻 t における出生数
$B(t)$：この国のある時刻 t における死亡数
$\Delta N(t)$：時間間隔 Δt における人口の増加数　$\Delta N(t) = A(t) - B(t)$
$\qquad\qquad A(t) = \alpha N(t)\Delta t$（$\alpha$ は定数）
$\qquad\qquad B(t) = \beta N(t)\Delta t$（$\beta$ は定数）
$\qquad\qquad \Delta N(t) = A(t) - B(t) = \alpha N(t)\Delta t - \beta N(t)\Delta t = (\alpha - \beta)N(t)\Delta t$　……①

①式より $\dfrac{\Delta N(t)}{\Delta t} = (\alpha - \beta)N(t)$　ここで，$\Delta t \to 0$ とすると

$\dfrac{dN(t)}{dt} = (\alpha - \beta)N(t)$　の変数分離形の微分方程式が出てくる．

(4) 化学反応速度論

ある反応物質の濃度を C としたとき，反応速度は時間の経過に対する濃度の変化の割合で表すことができる．分解反応速度については，次のとおりである．

$$-\frac{dC}{dt} = k \cdot C^n \qquad -\frac{dC}{dt}：反応速度，k：反応速度定数$$
$$C：t時間後の物質濃度，n：反応次数$$

(5) 薬学への応用

経口投与の薬物は，薬物が吸収される吸収過程と，分布・排泄が起こる消失過程に分かれ，ともに1次反応に従うものとすると，吸収過程における薬物の濃度を C_A，消失過程における薬物の濃度を C_B とすれば，次のような連立微分方程式になる．

$$\frac{dC_A}{dt} = -k_1 C_A, \quad \frac{dC_B}{dt} = k_1 C_A - k_2 C_B$$

初期条件；$t = 0$ のとき，$C_A = C_A^0$，$C_B = 0$

演習問題

問1 次の微分方程式を解け．

(1) $xy' + y = 2x^3 + x$　　(2) $xy' + y = \dfrac{x^4 + 1}{x^2}$

問2 次の微分方程式を解け．

(1) $y' + y = e^{-x}$　　(2) $y' + y = e^{-3x} + 2$

問3 微分方程式 $xy' - y = x(\ln x) + 2x$ を解け．

問4 身近な微分方程式の話題の例(1) (p.112) の問題を解け．

11.3 微分方程式の薬学への応用

1. 反応速度について

ある反応 $A \to B$ において，濃度の時間的変化（＝反応速度）を考える．

C_A：反応物質の濃度　C_B：生成物質の濃度　t：時間　v：反応速度とするとき

$$\frac{dC_A}{dt} < 0, \quad \frac{dC_B}{dt} > 0$$

definition

n 次反応とは，反応速度 v が反応物質 A の濃度 C_A の n 乗に比例するときをいう．

つまり　$v = -\dfrac{dC_A}{dt} = \dfrac{dC_B}{dt} = kC_A{}^n$

formulas

0次反応　$v = -\dfrac{dC_A}{dt} = \dfrac{dC_B}{dt} = kC_A{}^0 = k$

1次反応　$v = -\dfrac{dC_A}{dt} = \dfrac{dC_B}{dt} = kC_A$

2次反応　$v = -\dfrac{dC_A}{dt} = \dfrac{dC_B}{dt} = kC_A{}^2$

2. 濃度の経時変化と半減期

0, 1, 2 次反応の微分型速度式（微分方程式）を積分して濃度の経時変化を求める．また，それぞれの反応の半減期を求める．

以下　C_A：反応物質 A の濃度，C_0：A の初濃度　t：反応時間，k：反応速度定数　とする．

0次反応　微分型速度式；$\dfrac{dC_A}{dt} = -k$ ……①

①式の両辺を t で積分して，$\int dC_A = -\int k\, dt$ より

$$C_A = -kt + C \quad (C \text{は積分定数}) \cdots ②$$

②式に，$t = 0$ のとき，$C_A = C_0$ を代入して $C_0 = -k \cdot 0 + C$ より

$$C = C_0$$

$\therefore\ C_A = C_0 - kt$ ……③　←C_A は時刻 t における A の濃度

次に，半減期は，③式に $C_A = \dfrac{C_0}{2}$，$t = t_{1/2}$ を代入すると

$$\frac{C_0}{2} = C_0 - kt_{1/2}$$

これから　$kt_{1/2} = C_0 - \dfrac{C_0}{2}$　$\therefore\ t_{1/2} = \dfrac{C_0}{2k}$ ……④　←半減期

1次反応　微分型速度式；$\dfrac{dC_A}{dt} = -kC_A$ ……①

①式より $\dfrac{1}{C_A}\cdot\dfrac{dC_A}{dt}=-k$　この両辺をtで積分して，

$$\int\dfrac{1}{C_A}dC_A=-\int k\,dt$$

$C_A>0$ だから　$\ln C_A=-kt+C_1$　（C_1は積分定数）……②

②式に $t=0$, $C_A=C_0$ を代入して　$\ln C_0=0+C_1=C_1$

$$\ln C_A=-kt+\ln C_0 \cdots\cdots ③$$

②式を指数で表せば，

$$C_A=e^{-kt+C_1}=Ce^{-kt}\quad (C=e^{C_1})$$

$$\therefore\ C_A=Ce^{-kt}\ \cdots\cdots ④$$

④式に $t=0$, $C_A=C_0$ を代入して，

$$C_0=Ce^{-k\cdot 0}=C\cdot 1=C$$

よって，

$$C_A=C_0e^{-kt}\ \cdots\cdots ⑤\quad\leftarrow 時刻tにおける濃度$$

次に，半減期は，⑤式に $C_A=\dfrac{C_0}{2}$, $t=t_{1/2}$ を代入して

$\dfrac{C_0}{2}=C_0e^{-kt_{1/2}}$ より　$\dfrac{1}{2}=e^{-kt_{1/2}}$　したがって　$-k\cdot t_{1/2}=\ln\dfrac{1}{2}$

$t_{1/2}=-\dfrac{\ln\dfrac{1}{2}}{k}=-\dfrac{\ln 2^{-1}}{k}=\dfrac{\ln 2}{k}$　　　$\therefore\ t_{1/2}=\dfrac{\ln 2}{k}\ \cdots\cdots ⑥\quad\leftarrow 半減期$

$\boxed{2次反応}$　微分型速度式； $\dfrac{dC_A}{dt}=-kC_A^{\,2}\ \cdots\cdots ①$

①式より $\dfrac{1}{C_A^{\,2}}\cdot\dfrac{dC_A}{dt}=-k$　この両辺をtで積分して

$$\int\dfrac{1}{C_A^{\,2}}dC_A=-\int k\,dt$$

すなわち

$$\int C_A^{-2}dC_A=-\int k\,dt$$

$$\dfrac{C_A^{-2+1}}{-2+1}=-kt+C\quad\therefore\ -\dfrac{1}{C_A}=-kt+C\ \cdots\cdots ②\quad（Cは積分定数）$$

②式に $t=0$, $C_A=C_0$ を代入して　$-\dfrac{1}{C_0}=-k\cdot 0+C\quad\therefore\ C=-\dfrac{1}{C_0}$

よって，$-\dfrac{1}{C_A}=-kt-\dfrac{1}{C_0}\quad\therefore\ \dfrac{1}{C_A}=kt+\dfrac{1}{C_0}\ \cdots\cdots ③\quad\leftarrow C_Aは時刻tにおける濃度$

次に，半減期は，③式に $C_A=\dfrac{C_0}{2}$, $t=t_{1/2}$ を代入して，

$$\dfrac{1}{\dfrac{C_0}{2}}=kt_{1/2}+\dfrac{1}{C_0}$$

第11章　微分方程式

$$\frac{2}{C_0} = kt_{1/2} + \frac{1}{C_0}$$

$$kt_{1/2} = \frac{1}{C_0}$$

$$t_{1/2} = \frac{1}{kC_0} \quad \cdots\cdots ④ \quad \leftarrow 半減期$$

表11-1 n次反応のまとめ

反応	微分型速度式	時間・濃度の関係	半減期・初濃度の関係
0次	$-\dfrac{dC_A}{dt} = k$	$C_A = C_0 - kt$	$t_{1/2} = \dfrac{C_0}{2k}$
1次	$-\dfrac{dC_A}{dt} = kC_A$	$\ln C_A = \ln C_0 - kt$ $C_A = C_0 \cdot e^{-kt}$	$t_{1/2} = \dfrac{\ln 2}{k} = \dfrac{0.693}{k}$
2次	$-\dfrac{dC_A}{dt} = kC_A^2$	$\dfrac{1}{C_A} = \dfrac{1}{C_0} + kt$ $C_A = \dfrac{C_0}{ktC_0 + 1}$	$t_{1/2} = \dfrac{1}{kC_0}$

3. 濃度,時間の関係のグラフ表示

0次,1次,2次反応のそれぞれにおける,濃度・時間の関係のグラフ表示をしよう.

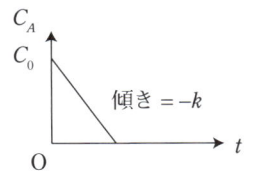

図11-1 0次反応のグラフ ($C_A = C_0 - kt$)

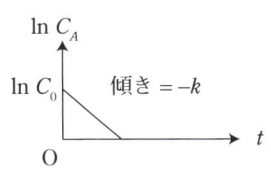

図11-2 1次反応のグラフ ($\ln C_A = \ln C_0 - kt$)

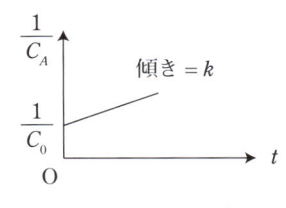

図11-3 2次反応のグラフ $\left(\dfrac{1}{C_A} = \dfrac{1}{C_0} + kt\right)$

4. 1次反応における濃度・時間の関係のグラフ表示

図11-4,図11-5,図11-6はすべて1次反応の濃度と時間の関係式をグラフに示したものである.

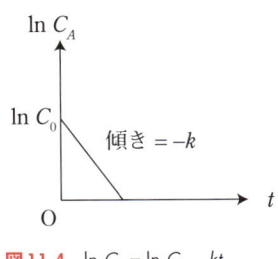

図11-4 $\ln C_A = \ln C_0 - kt$

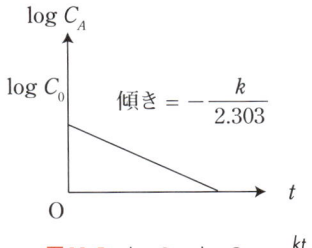

図11-5 $\log C_A = \log C_0 - \dfrac{kt}{2.303}$

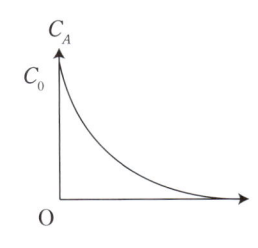

図11-6 $C_A = C_0 e^{-kt}$

演習問題

問1 $\ln C_A = \ln C_0 - kt$ の底を自然対数から常用対数に変換せよ．ただし，$\log e = 0.4343$ とする．

問2 0次反応において，$C_A = C_0\left(1 - \dfrac{1}{2} \cdot \dfrac{t}{t_{1/2}}\right)$ が成立することを示せ．

> $t_{1/2}$ が半減期であることを使って式をたてる（p.41 参照）．

問3 1次反応において，$C_A = C_0\left(\dfrac{1}{2}\right)^{\frac{t}{t_{1/2}}}$ が成立することを示せ．

問4 2次反応において $\dfrac{1}{C_A} = \dfrac{1}{C_0}\left(1 + \dfrac{t}{t_{1/2}}\right)$ が成立することを示せ．

問5 アスピリン水溶液の25℃，pH = 2.5における分解1次速度定数は $2.0 \times 10^{-3}\,\mathrm{h^{-1}}$ である．この条件において，アスピリンの含有量が90％以上保たれる期間はいく日か．
ただし，$\ln 90 = 4.5$ および $\ln 100 = 4.6$ とする．

問6 固体医薬品の溶解は，表面積が一定のとき，次の式に従って進むものとする．

$$\dfrac{dC}{dt} = kS(C_S - C)$$

$\dfrac{dC}{dt}$：溶解速度，k：みかけの溶解速度，
S：固体医薬品の表面積，C_S：医薬品の溶解度
C：溶液の濃度

溶解の初期濃度を $\dfrac{C_S}{4}$ とするとき，溶液の濃度が $\dfrac{C_S}{2}$ に達するまでの時間を求めよ．

（第84回薬剤師国家試験問題改変）

演習問題 解答

第1章　序論

1.1　連分数 (p.4)

問1 (1) $\dfrac{8}{3}$　(2) $-\dfrac{2}{3}$　(3) 8　(4) 14000　(5) 500　(6) $\dfrac{1}{500}=0.002$

(7) x　(8) $x-1$　(9) 2　(10) a

問2 (1) $\dfrac{4}{5}=0.8$　(2) 0.15　(3) 75　(4) $\dfrac{13}{15}$　(5) $\dfrac{40}{3}$　(6) $\dfrac{40}{3}$

(7) 0.03　(8) $\dfrac{10000}{693}\fallingdotseq 14.4$

問3 (1) $t=60$　(2) 4.0×10^{-5}　(3) ① $K_m\fallingdotseq 9.2\times 10^{-6}$　② $K_m\fallingdotseq 8.9\times 10^{-6}$

1.2　割合・比例計算 (P.8)

問1 (1) $\dfrac{2}{25}$　(2) $\dfrac{19}{50}$　(3) $\dfrac{69}{50}$　(4) $\dfrac{a}{100}$

問2 (1) 60　(2) 130　(3) 240　(4) $2a$　(5) 24　(6) $\dfrac{ax}{100}$

問3 (1) 6　(2) 3　(3) 1×10^{23}　(4) 7　(5) 3　(6) 560　(7) $\dfrac{32}{9}$

問4 (1) 16　(2) 30　(3) $\dfrac{xy}{100}$

問5 (1) 10%　(2) 20%　(3) $x=300$, $y=200$　(4) 100 g　(5) 60 g

(6) 合金Xを20 kg，合金Yを15 kg

第2章　指数関数

2.1　指数計算と半減期 (p.12)

問1 (1) 4　(2) 28400　(3) 0.000018　(4) -5

問2 (1) $a^{\frac{1}{2}}$　(2) $2a^{\frac{5}{3}}$　(3) a^{-2}　(4) $15a^{-3}$　(5) $a^{-\frac{3}{4}}$　(6) $-2a^{-\frac{5}{4}}$

(7) $\sqrt[4]{x^3}$　(8) $4\sqrt[3]{x^5}$　(9) $\dfrac{1}{x^3}$　(10) $\dfrac{3}{x^4}$　(11) $\dfrac{1}{\sqrt[4]{x^3}}$　(12) $\dfrac{2}{\sqrt{x^3}}$

問3 (1) 15　(2) 2　(3) 111　(4) 0　(5) ac　(6) a^2　(7) x^2

(8) $18a^6 b^6$　(9) a

問4 (1) 5×10^2　(2) 4×10^{-6}　(3) 2.75×10^{15}　(4) 2.75×10^{-23}

(5) 1.8×10^{-10}

問5 (1) 70.7　(2) 17.675　(3) 7.07

2.2 グラフ (P.16)

問1 (1) $C = C_0 e^{-kt}$　　(2) $k = A e^{-E/RT}$　　(3) $C = 1 - e^{-kt}$
　　　　　　　　　　　　　　（Arrhenius式：薬学で説明）

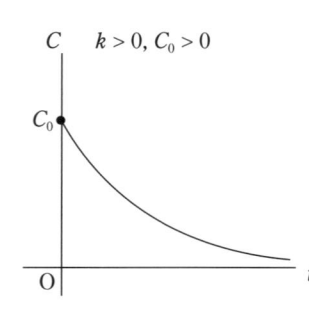

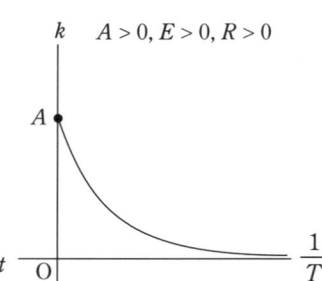

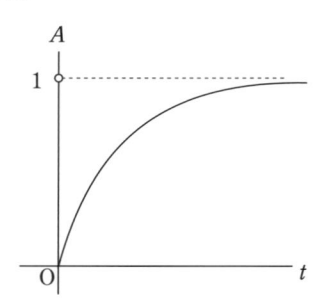

問2 (1) $C = 4e^{-\frac{1}{3}t}$　　(2) $C = 2(1 - e^{-kt})$　　※kはなくてもよい

問3 (1) $y = 4 - \frac{2}{3}x$　　(2) $\log t_{1/2} = \log k - \log C_0$　　(3) $y = \sqrt{x+3}$

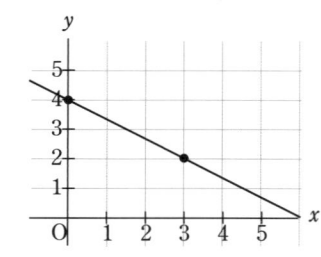

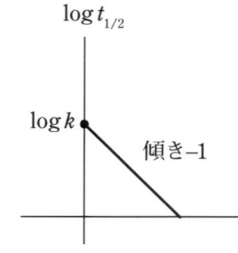

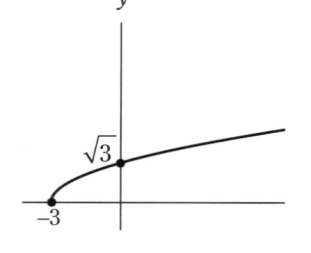

2.3 薬学での計算問題 (p.20)

問1 (1) 2　　(2) 9　　(3) 1.2

問2 (1) $\dfrac{-27a^{11}}{16}$　　(2) $\dfrac{-24a^4 b^8}{25}$　　(3) $\dfrac{-1}{216a^6}$　　(4) $4a^{\frac{11}{2}}$

問3 (1) $\dfrac{1}{8}$　　(2) −6　　(3) 4　　(4) 4　　(5) −3　　(6) 45

問4 (1) 28.28　　(2) 17.32

問5 (1) 10^3　　(2) 3×10^5　　(3) 2×10^{23}　　(4) $40 = 4 \times 10$　　※$a \times 10^1$のときは一般に$10a$で表す。

問6 (1) $x = 4$　　(2) $W = 125$　　(3) $W_t = 0.343$

問7 (1) 4×10^{-3}　　(2) 4×10^4　　(3) 5　　(4) 5×10^{-12}　　(5) 3×10^{-2}

第3章　対数関数

3.1 対数とその性質 (p.24)

問1 (1) $\log_{16} 8 = \dfrac{3}{4}$　　(2) $\log_7 1 = 0$　　(3) $4^2 = 16$　　(4) $3^6 = 729$　　(5) $\left(\sqrt{2}\right)^4 = 4$

問2 (1) $x = 9$　　(2) $x = \dfrac{1}{1000}$

問3 (1) 2　　(2) 5　　(3) 2　　(4) −1　　(5) $\dfrac{2}{3}$　　(6) −2

問4 （方針：$\log_a M = x$, $\log_a N = y$とおいて$\dfrac{M}{N}$を計算してみると証明できる）解略

問5 （方針：$\log_a M = x$とおいて，M^rを計算すると証明できる）解略

問6 （方針：右辺を移項して，対数を1つにまとめると簡単に証明できる）解略

3.2 対数計算（1）（p.28）

問1 (1) 2 (2) 3 (3) 3 (4) $\dfrac{8}{3}$ (5) 6 (6) 1 (7) 6 (8) 2

問2 (1) 2 (2) $\dfrac{1}{125}$ (3) 16 (4) 10 (5) −15

問3 $\exp(\ln 5) = 5$ $\exp(\ln x^2) = x^2$

問4 （方針：(1)，(2)ともに左辺の底をaに変換して計算すると右辺となる）

問5 （方針：$\ln 2$の底を10に変換して$\log e = 0.4343$として計算する）

問6 （方針：不等式$10^3 < 3^7 = 2187$, $3^2 < 10$を利用する）

問7 （方針：$k = \dfrac{\ln 2}{t_{1/2}}$を$C = C_0 e^{-kt}$に代入して計算）

3.3 対数計算（2）（p.32）

問1 (1) $2a + 3b$ (2) $-3a-2b$ (3) $\dfrac{b-1}{2}$ (4) $\dfrac{1-a}{3a+b}$ (5) $2.3(2a+b)$
 (6) $\dfrac{2.3(a+3b)}{4}$

問2 (1) 1.3 (2) 0.4 (3) 0.9 (4) 3.4 (5) −2.1 (6) $\dfrac{14}{19}$
 (7) −13.57 (8) 7.82

問3 (1) $10^{3-0.6} = 250$, $(10^{0.3})^8 = 256$ など

(2) $10^{-0.3-0.5} = \dfrac{1}{6}$, $10^{-2+1.2} = 10^{-2+0.3\times 4} = \dfrac{1}{100} \times 16 = \dfrac{4}{25}$ など

問4 $A + B = 2$, $A - B = 0.2$, $AB = 0.99$, $A/B = 1.22$

問5 (1) x (2) 5 (3) 8 (4) $\dfrac{1}{\sqrt[3]{25}}$ (5) $\dfrac{1}{128}$

問6 $\log 4 = 0.60$, $\log 5 = 0.70$, $\log 6 = 0.78$, $\log 8 = 0.90$, $\log 9 = 0.96$

問7 (1) 1.70 (2) （方針：$48 < 49 < 50$を利用して辺々の常用対数をとる）

問8 (1) 1.26 (2) （方針：$18 < 19 < 20$を利用し，辺々の常用対数をとる） 1.3

第4章　対数の応用

4.1　対数関数のグラフ (p.36)

問1

(1) グラフ：y軸の右側で増加する曲線，点 $(1, 3)$ を通り，$x=0$ で $y=1$

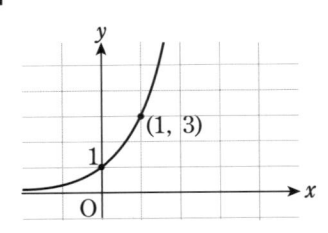

(2) $\log y$ 対 x のグラフ：傾き $\log 3$ の直線

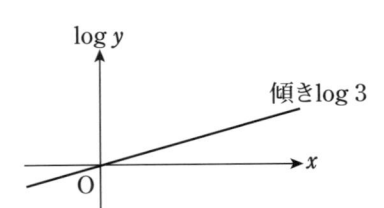

問2

$\log y$ 対 x のグラフ：切片 1，傾き $\log 3$ の直線

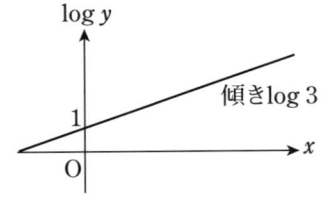

問3　(1) $\log_{10} 7 < 3\log_{10} 2 < 2\log_{10} 3$　　(2) $5\log_{\frac{1}{10}} 2 < 3\log_{\frac{1}{10}} 3$

問4

(1) 点 $(1, 1)$ を通り，$x = \frac{1}{10}$ で $y=0$ となる対数曲線

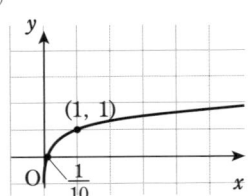

(2) $x = -2$ を漸近線とし，$x=-1$ で $y=0$ となる対数曲線

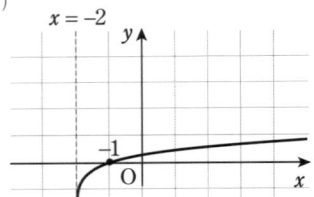

(3) $x = 1$ を漸近線とし，点 $(2, 2)$ を通り，$x = \frac{5}{4}$ で $y=0$ となる対数曲線

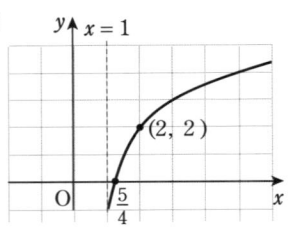

問5　最大値 1（$x = 4$ のとき），最小値 -3（$x = 1$ のとき）

4.2　対数・指数とpH, pK_a, pK_b (p.40)

問1　(1) 3.92　　(2) 4.62

問2　(1) 6.4×10^{-4}　　(2) 3×10^{-5}　　(3) 6×10^{-10}

問3　3倍

問4　$[H^+] = 1.6 \times 10^{-3}$，pH $= 2.8$

問5　$[H^+] = 1.4 \times 10^{-3}$，pH $= 2.85$

問6　（方針：pHの定義式に与式と pK_a の定義式を代入する）

問7　(1) $\dfrac{1}{1+10^{pH-pK_a}}$　（方針：$[H^+] = 10^{-pH}$，$K_a = 10^{-pK_a}$ を与式に代入して計算する）

(2) P_{app} を pH の関数としたグラフ：低pHで一定値，pH増加とともにS字状に減少して 0 に漸近する曲線

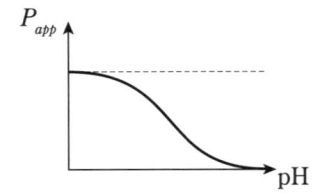

問8 (方針: $K_a = \dfrac{[\text{H}^+][A^-]}{[\text{HA}]}$ の両辺の常用対数をとり, pH, pK_a で表してみる)

4.3 対数の薬学への応用 (p.44)

問1 $C_3 = 100\sqrt{2}\ \mu\text{g}/\text{mL}$, $C_{12} = 50\ \mu\text{g}/\text{mL}$

問2 (1) $t_{1/2} = 3\ \text{hr}$ (2) $k = 0.2310$ (3) 99.22%

問3 (1) 2次反応 (2) 90分

問4 $t_{1/2} = 62$ 時間

第5章 行列

5.1 行列の基礎と連立方程式 (p.48)

問1 (1) $\begin{pmatrix} 3 & 3 \\ 6 & 4 \end{pmatrix}$ (2) $\begin{pmatrix} -1 & 5 \\ 4 & 2 \end{pmatrix}$ (3) $\begin{pmatrix} -1 & 4 \\ 14 & 1 \end{pmatrix}$

問2 (1) $\begin{pmatrix} 3 & 4 \\ 6 & 8 \end{pmatrix}$ (2) (10) (3) $\begin{pmatrix} 5 \\ 11 \end{pmatrix}$ (4) $(1\ \ 2)$ (5) $\begin{pmatrix} 7 & 12 \\ 9 & 14 \end{pmatrix}$

(6) $\begin{pmatrix} 0 & -2 \\ -1 & 0 \end{pmatrix}$ (7) $\begin{pmatrix} 2 & 12 & 3 \\ 4 & 9 & 1 \end{pmatrix}$ (8) $\begin{pmatrix} 6 & -1 \\ 5 & -2 \\ 4 & -3 \end{pmatrix}$

問3 (1) -2 (2) -3 (3) 0 (4) 0 (5) 20 (6) -5 (7) 3

問4 (1) $\begin{cases} x = 2 \\ y = 1 \end{cases}$ (2) $\begin{cases} x = 2 \\ y = 1 \end{cases}$ (3) $\begin{cases} x = 3 \\ y = 1 \\ z = 2 \end{cases}$ (4) $\begin{cases} x = 2 \\ y = -1 \\ z = 3 \end{cases}$ (5) $\begin{cases} x = 2 \\ y = 1 \\ z = 3 \end{cases}$

(6) $\begin{cases} x = -1 \\ y = 2 \\ z = 1 \end{cases}$

第6章 数列

6.1 等差・等比数列, Σ 計算 (p.52)

問1 (1) $a_n = 5 \cdot 2^{n-1}$, $a_7 = 320$, $S_n = 5(2^n - 1)$, 発散

(2) $a_n = (-3)^{n-1}$, $a_7 = 729$, $S_n = \dfrac{1}{4}\{1 - (-3)^n\}$, 発散

(3) $a_n = 9 \cdot \left(\dfrac{2}{3}\right)^{n-1}$, $a_7 = \dfrac{64}{81}$, $S_n = 27\left\{1 - \left(\dfrac{2}{3}\right)^n\right\}$, $S = 27$

問2 (1) $\displaystyle\sum_{k=1}^{\infty}(5 \cdot 2^{k-1})$ (2) $\displaystyle\sum_{k=1}^{\infty}(-3)^{k-1}$ (3) $\displaystyle\sum_{k=1}^{\infty}9 \cdot \left(\dfrac{2}{3}\right)^{k-1}$

問3 (1) $-2 + 1 + 4 + 7 + 10$ (2) $4 + 8 + 16 + \cdots\cdots + 2^{n+1}$

(3) $1 + 3^2 + 5^2 + 7^2 + 9^2 + 11^2 + 13^2$

問4 (1) 初項 $a = 1$, 公比 $r = 3$ の等比数列の第 n 項までの和

(2) 初項 $a = 2$, 公比 $r = 3$ の等比数列の第 n 項までの和

(3) 初項 $a = 9$, 公比 $r = 3$ の等比数列の第 n 項までの和

(4) 初項 $a = \dfrac{5}{4}$, 公比 $r = \dfrac{1}{2}$ の等比数列の第 n 項までの和

問5 (1) $S = n(2n+5)$ (2) $S = \dfrac{n(3n+13)}{2}$ (3) $\dfrac{1}{2}(3^n - 1)$ (4) $3^n - 1$

(5) $6\left\{1 - \left(\dfrac{1}{2}\right)^n\right\}$

6.2 薬学で扱う問題，Σを用いた計算 (p.56)

問1 初項 $a = X_0 = 100$

公比 $r = e^{-kt} = e^{-0.05775 \times 12} = e^{-0.693} = \dfrac{1}{2}$

を代入

$X_0^* = \dfrac{a}{1-r} = \dfrac{100}{1-\dfrac{1}{2}} = 200$

問2 下図より $1000\left(\dfrac{1}{2^3} + \dfrac{1}{2^2} + 1\right) = 125 + 250 + 1000 = 1375$ ∴ (3)

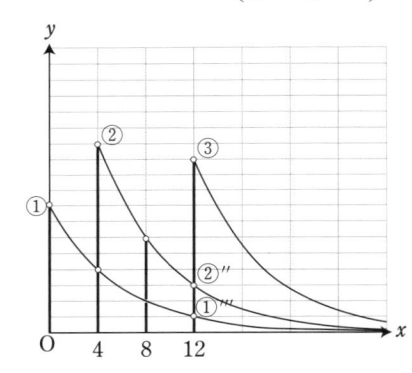

問3 (1) $a_n = 3\left(\dfrac{1}{2}\right)^{n-1}$, $S_n = 6\left\{1 - \left(\dfrac{1}{2}\right)^n\right\}$, $S = 6$

(2) $a_n = 2\left(-\dfrac{1}{2}\right)^{n-1}$, $S_n = \dfrac{4}{3}\left\{1 - \left(-\dfrac{1}{2}\right)^n\right\}$, $S = \dfrac{4}{3}$

(3) $a_n = 16\left(\dfrac{1}{2}\right)^{n-1}$, $S_n = 32\left\{1 - \left(\dfrac{1}{2}\right)^n\right\}$, $S = 32$

(4) $a_n = 27\left(-\dfrac{1}{3}\right)^{n-1}$, $S_n = \dfrac{81}{4}\left\{1 - \left(-\dfrac{1}{3}\right)^n\right\}$, $S = \dfrac{81}{4}$

第7章 統計

7.1 度数分布，メジアン，モード，平均 (p.60)

問1

データ	度数	相対度数
3	1	0.1
4	1	0.1
5	3	0.3
6	1	0.1
7	1	0.1
8	2	0.2
9	1	0.1
計	10	1.0

問2

階級	階級値	度数
40 〜 45	42.5	1
45 〜 50	47.5	0
50 〜 55	52.5	2
55 〜 60	57.5	2
60 〜 65	62.5	2
65 〜 70	67.5	1
70 〜 75	72.5	1
75 〜 80	77.5	1
合計		10

問3

データ	度数
117	1
118	1
119	1
120	0
121	1
122	1
123	2
124	2
125	3
126	1
127	4
128	0
129	1
130	1
131	1
合計	20

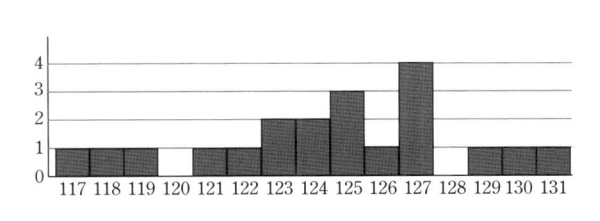

問 4

階級	階級値	度数
5.0 ～ 5.5	5.25	1
5.5 ～ 6.0	5.75	1
6.0 ～ 6.5	6.25	3
6.5 ～ 7.0	6.75	3
7.0 ～ 7.5	7.25	4
7.5 ～ 8.0	7.75	3
8.0 ～ 8.5	8.25	1
8.5 ～ 9.0	8.75	1
9.0 ～ 9.5	9.25	2
9.5 ～ 10.0	9.75	1
合計		20

問 5

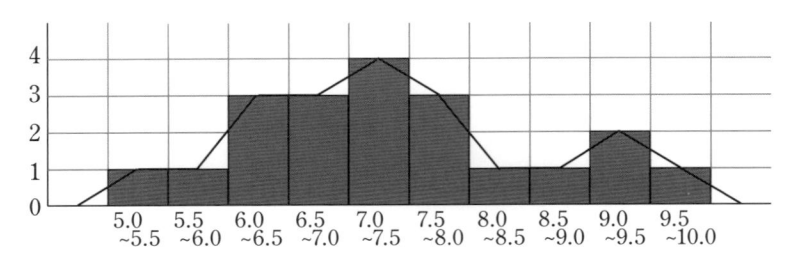

問 6 (1) メジアン 57, $\bar{x} = 57$ (2) メジアン 163.5, $\bar{x} = 164$

7.2 分散, 標準偏差 (p.64)

問 1 (1) 分散 46.5, 標準偏差 $\sqrt{46.5} ≒ 6.8$

(2) 分散 $\dfrac{450}{7}$ 標準偏差 $\sqrt{\dfrac{450}{7}} ≒ \sqrt{64.3} ≒ 8.0$

問 2

x_i	度数	$x_i \cdot$ 度数	$x_i - \bar{x}$	$(x_i - \bar{x})^2$	度数 $\cdot (x_i - \bar{x})^2$
8	1	8	−2	4	4
9	2	18	−1	1	2
10	4	40	0	0	0
11	2	22	1	1	2
12	1	12	2	4	4
計	10	100			12

メジアン $\cdots \dfrac{10+10}{2} = 10$ モード $\cdots 10$ 平均値 $\bar{x} = \dfrac{100}{10} = 10$

分散 $\sigma^2 = \dfrac{12}{10-1} = \dfrac{4}{3}$ 標準偏差 $\sigma = \sqrt{\dfrac{12}{9}} = \dfrac{2\sqrt{3}}{3}$

問 3

データ	度数	(データ)²	データ×度数	(データ)²×度数
4	2	16	8	32
5	2	25	10	50
6	3	36	18	108
7	1	49	7	49
8	1	64	8	64
9	1	81	9	81
計	10		60	384

$\bar{x} = \dfrac{60}{10} = 6$　分散 $\sigma^2 \fallingdotseq 2.67$　標準偏差 $\sigma \fallingdotseq \sqrt{2.67} \fallingdotseq 1.63$　$(1.63^2 = 2.6569 \quad 1.64^2 = 2.6896)$

7.3 相関係数（p.68）

問1　(数学, 物理) として数学の平均 $=\bar{x}$, 物理の平均 $=\bar{y}$

学籍番号	数学 x_i	物理 y_i	$x_i - \bar{x}$	$y_i - \bar{y}$	$(x_i - \bar{x})^2$	$(y_i - \bar{y})^2$	$(x_i - \bar{x})(y_i - \bar{y})$
1	7	6	0	0	0	0	0
2	10	8	3	2	9	4	6
3	6	5	−1	−1	1	1	1
4	7	4	0	−2	0	4	0
5	8	6	1	0	1	0	0
6	3	4	−4	−2	16	4	8
7	8	7	1	1	1	1	1
8	5	6	−2	0	4	0	0
9	9	9	2	3	4	9	6
10	7	5	0	−1	0	1	0
計	70	60			36	24	22

$\bar{x} = 7$,　$\bar{y} = 6$,　$\sigma_x = 2$,　$\sigma_y = \dfrac{2\sqrt{6}}{3} \fallingdotseq 1.63$,　$r \fallingdotseq 0.75$

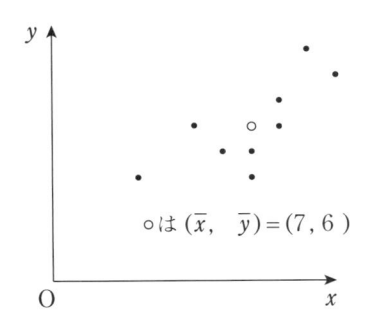

○は $(\bar{x}, \bar{y}) = (7, 6)$

問2　$\bar{x} = 168$,　$\bar{y} = 60$,　$r \fallingdotseq 0.84$

学籍番号	x_i	y_i	$x_i - \bar{x}$	$y_i - \bar{y}$	$(x_i - \bar{x})^2$	$(y_i - \bar{y})^2$	$(x_i - \bar{x})(y_i - \bar{y})$
1	170	72	2	12	4	144	24
2	172	64	4	4	16	16	16
3	171	61	3	1	9	1	3
4	168	56	0	−4	0	16	0
5	155	43	−13	−17	169	289	221
6	175	75	7	15	49	225	105
7	163	50	−5	−10	25	100	50
8	170	66	2	6	4	36	12
9	162	54	−6	−6	36	36	36
10	174	59	6	−1	36	1	−6
計	1680	600			348	864	461

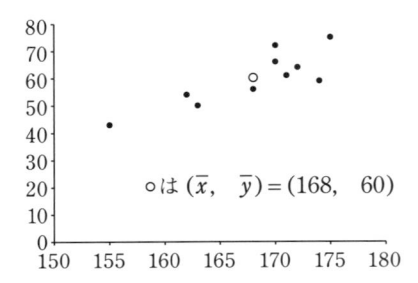

○は $(\bar{x}, \bar{y}) = (168, 60)$

問3 (1) $\bar{x} = 45$, $\sigma_x = 4$　　(2) $\bar{y} = 8.8$, $\sigma_y \fallingdotseq 0.255$　　(3) $r \fallingdotseq -0.54$

7.4 共分散の定義と総合問題（p.70）

問1 $S_{xy} = -0.55$

問2

出た目	度数	(出た目)^2	出た目×度数	(出た目)^2×度数
1	1	1	1	1
2	1	4	2	4
3	2	9	6	18
4	1	16	4	16
5	2	25	10	50
6	1	36	6	36
7	3	49	21	147
8	2	64	16	128
9	2	81	18	162
10	2	100	20	200
11	1	121	11	121
12	2	144	24	288
計	20		139	1171

平均 $\bar{x} = 6.95$, 分散 $\sigma^2 \fallingdotseq 10.79$, 標準偏差 $\sigma \fallingdotseq 3.28$

第8章　関数

8.1　関数のグラフ（p.74）

問1

(1) $y = -\dfrac{2}{5}x + 4 \quad (x \geqq 0)$

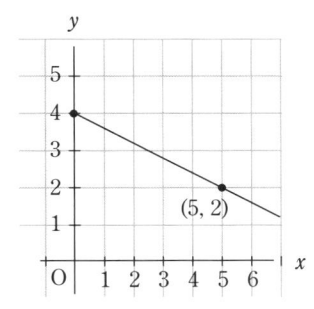

(2) $C = -kt + C_0$
$(t \geqq 0, \quad k > 0)$

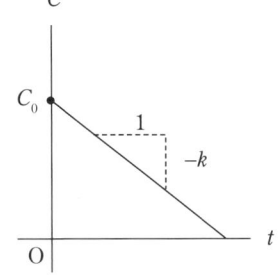

(3) $\ln C = -kt + \ln C_0$
$(t \geqq 0, \quad k > 0)$

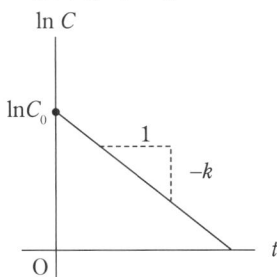

問2

(1) $y = x^2$

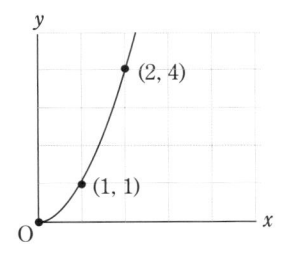

(2) $y = \sqrt{x}$

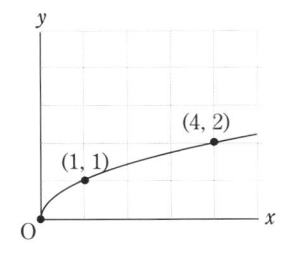

(3) $y = \dfrac{1}{x}$

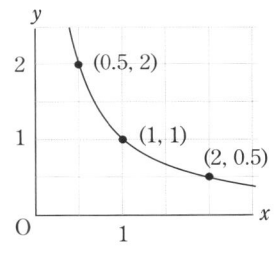

(4) $y = 2^x$

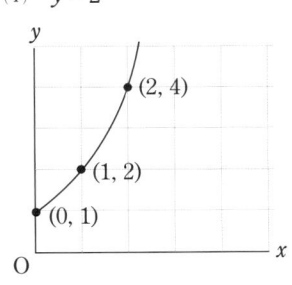

(5) $y = 2^{-x}$

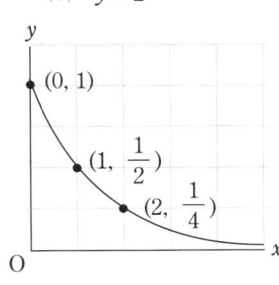

(6) $y = \log_2 x$

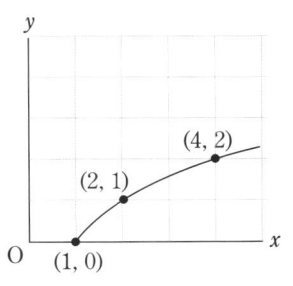

問3

(1) $y = \dfrac{4}{x}$

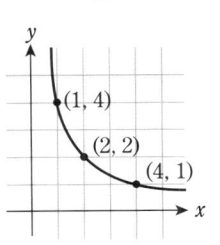

(2) $y = \dfrac{4}{x+2}$

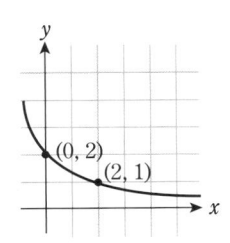

(3) $\dfrac{1}{C} = \dfrac{1}{C_0} + kt$

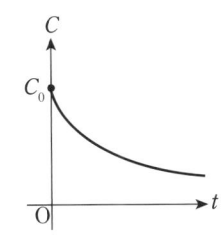

(4) $\dfrac{1}{C} = \dfrac{1}{C_0} + kt$

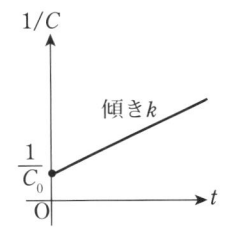

問4

(1) $y = 2^{-x}$

(2) $y = e^{-x}$

(3) $C = C_0 \cdot e^{-kt}$

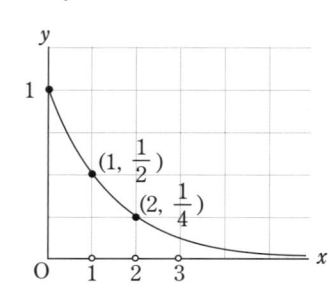

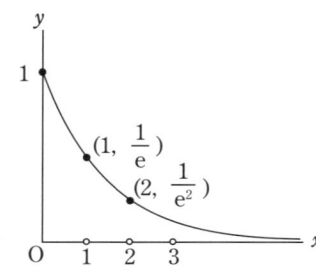

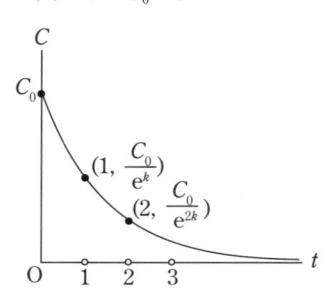

第9章 微分

9.1 定義と微分係数 (p.78)

問1 (1) $f(1) = 6$ (2) $f(2) = 11$ (3) $f(3) = 18$ (4) $f(t) = t^2 + 2t + 3$

(5) $f(t + \Delta t) = (t + \Delta t)^2 + 2(t + \Delta t) + 3$

問2 (1) $f'(2) = 6$ (2) $f'(3) = 8$ (3) $f'(a) = 2a + 2$

問3 (1) $\dfrac{d}{dx}\sqrt{x} = \lim_{\Delta x \to 0} \dfrac{\sqrt{x+\Delta x} - \sqrt{x}}{(x+\Delta x) - x} = \lim_{\Delta x \to 0} \dfrac{(\sqrt{x+\Delta x} - \sqrt{x})(\sqrt{x+\Delta x} + \sqrt{x})}{\Delta x(\sqrt{x+\Delta x} + \sqrt{x})}$

$= \lim_{\Delta x \to 0} \dfrac{(x+\Delta x) - x}{\Delta x(\sqrt{x+\Delta x} + \sqrt{x})} = \lim_{\Delta x \to 0} \dfrac{\Delta x}{\Delta x(\sqrt{x+\Delta x} + \sqrt{x})} = \dfrac{1}{2\sqrt{x}}$

(2) $\dfrac{d}{dx}\dfrac{1}{x} = \lim_{\Delta x \to 0} \dfrac{\dfrac{1}{x+\Delta x} - \dfrac{1}{x}}{(x+\Delta x) - x} \times \dfrac{x(x+\Delta x)}{x(x+\Delta x)} = \lim_{\Delta x \to 0} \dfrac{x - (x+\Delta x)}{\Delta x \cdot x(x+\Delta x)}$

$= \lim_{\Delta x \to 0} \dfrac{-\Delta x}{\Delta x \cdot x(x+\Delta x)} = \lim_{\Delta x \to 0} \dfrac{-1}{x(x+\Delta x)} = \dfrac{-1}{x^2}$

(3) $\dfrac{d}{dx}\{f(x)g(x)\} = \lim_{\Delta x \to 0} \dfrac{f(x+\Delta x)g(x+\Delta x) - f(x)g(x)}{(x+\Delta x) - x}$

$= \lim_{\Delta x \to 0} \dfrac{f(x+\Delta x)g(x+\Delta x) - f(x)g(x+\Delta x) + f(x)g(x+\Delta x) - f(x)g(x)}{\Delta x}$

$= \lim_{\Delta x \to 0} \left\{ \dfrac{\{f(x+\Delta x) - f(x)\}g(x+\Delta x)}{\Delta x} + \dfrac{f(x)\{g(x+\Delta x) - g(x)\}}{\Delta x} \right\} = f'g + fg'$

問4 (1) $y' = 10x^4 + 9x^2 - 4$ (2) $y' = 2x^2 - x$ (3) $y' = 2 + 4x^{-2}$

(4) $y' = -2x^{-2} - 6x^{-3} + 12x^{-4}$ (5) $y' = 3x^{\frac{1}{2}} - 2x^{-\frac{1}{3}} - \dfrac{3}{4}x^{-\frac{7}{4}}$ (6) $y' = \dfrac{2}{3}x^{-\frac{2}{3}} - \dfrac{1}{3}x^{-\frac{4}{3}} - \dfrac{8}{3}x^{-\frac{5}{3}}$

(7) $y' = \dfrac{-2}{x^3} + \dfrac{6}{x^4} - \dfrac{12}{x^5}$ (8) $y' = \dfrac{3}{2}\sqrt{x} - 4\sqrt[3]{x} + 5\sqrt[4]{x}$ (9) $y' = -\dfrac{8}{3\sqrt[3]{x^7}}$

問5 (1) 2   (2) 2   (3) 2   (4) 3   (5) 4   (6) $2x$ (7) 5   (8) 3

(9) 3

9.2 積，商，合成，逆関数の等関数 (p.82)

問 1 (1) $y' = 4x + 3$ (2) $y' = 12x + 1$ (3) $y' = 12x - 13$ (4) $y' = 24x^2$

(5) $y' = 24x^2$ (6) $y' = 4x^3 + 2x$ (7) $y' = \dfrac{13}{(2x+3)^2}$ (8) $y' = \dfrac{8}{(x+2)^2}$

(9) $y' = \dfrac{-10}{(3x-4)^2}$ (10) $y' = \dfrac{-2x^2 - 6x + 12}{(x^2 - 2x + 3)^2}$ (11) $y' = \dfrac{3x^2 - 4x + 11}{(3x-2)^2}$

(12) $y' = \dfrac{-16x^2 + 4}{(4x^2 - 2x + 1)^2}$

問 2 (1) $y' = 6(3x + 1)$ (2) $y' = 9(3x + 1)^2$ (3) $y' = 12(3x - 4)^3$ (4) $y' = 15(3x - 4)^4$

(5) $y' = 5(4x + 3)(2x^2 + 3x + 4)^4$ (6) $y' = 6(4x + 3)(2x^2 + 3x + 4)^5$

(7) $y' = 7(4x + 3)(2x^2 + 3x + 4)^6$

問 3 (1) $y' = \dfrac{3}{2} x^{\frac{1}{2}}$ (2) $y' = -6x^{-3}$ (3) $y' = -\dfrac{15}{2} x^{-\frac{5}{2}}$ (4) $y' = -4x^{-\frac{5}{3}}$

(5) $y' = 1 - \dfrac{2}{x^2}$ (6) $y' = 2 + \dfrac{1}{x^2} + \dfrac{6}{x^3}$ (7) $y' = \dfrac{2}{x^3} + \dfrac{9}{x^4}$

問 4 (1) $y' = -5(4x + 3)(2x^2 + 3x + 4)^{-6}$ (2) $y' = -6(4x + 3)(2x^2 + 3x + 4)^{-7}$

(3) $y' = \dfrac{3}{2}(4x + 3)(2x^2 + 3x + 4)^{\frac{1}{2}}$ (4) $y' = -\dfrac{3}{2}(4x + 3)(2x^2 + 3x + 4)^{-\frac{5}{2}}$

(5) $y' = 3\sqrt{2x + 3}$ (6) $y' = -\dfrac{4}{3\sqrt[3]{(2x-1)^4}}$ (7) $y' = 5(6x + 1)(2x + 1)(3x - 1)^2$

(8) $y' = 2(10x^2 - 11x + 9)(2x + 1)^3(x^2 - 2x + 3)^2$ (9) $y' = \dfrac{(2x - 1)(-2x + 11)}{(x + 2)^4}$

(10) $y' = \dfrac{-2(2x^2 - x - 9)(2x - 1)^3}{(x^2 - 2x + 3)^4}$

9.3 対数，指数，反応速度（p.86）

問 1 (1) $y' = \dfrac{1}{\ln 2 \cdot x}$ (2) $y' = \dfrac{1}{x}$ (3) $y' = \dfrac{1}{x}$ (4) $y' = \dfrac{1}{\ln 7 \cdot x}$

(5) $y' = \dfrac{3}{\ln 2 \cdot (3x + 2)}$ (6) $y' = 1 + \ln 3x$ (7) $y' = 2x \ln x + x$

(8) $y' = \dfrac{2 \ln x}{x}$

問 2 (1) $y' = (\ln 2) \cdot 2^x$ (2) $y' = \ln 3 \cdot 3^x$ (3) $y' = \ln 4 \cdot 4^x$ (4) $y' = e^x$

(5) $y' = 2 \cdot e^{2x}$ (6) $y' = 3 \cdot e^{3x}$ (7) $y' = 3 \cdot (\ln 2) \cdot 2^{3x}$ (8) $y' = 4 \cdot (\ln 3) \cdot 3^{4x}$

(9) $y' = -2 \cdot (\ln 4) \cdot 4^{-2x}$ (10) $y' = -2e^{-2x}$ (11) $y' = (1 + x \cdot (\ln a))a^x$

(12) $y' = (2 + x \cdot (\ln a))x \cdot a^x$ (13) $y' = (3 + 4x \cdot (\ln a))x^2 \cdot a^{4x}$ (14) $y' = (x + 4) \cdot e^x$

(15) $y' = (x^2 + 3x + 4) \cdot e^x$ (16) $y' = (3x + 10) \cdot e^{3x + 2}$

問 3 (1) $h' = 10 - 10t$ (2) $s' = v - gt$ (3) $S' = 2\pi r$ (4) $V' = 4\pi r^2$

(5) $C_A' = k + 2lt + 3mt^2$ (6) $C_A' = -3e^{-3t}$ (7) $C' = \dfrac{1}{t}$

(8) $\dfrac{dy}{dx} = 2$, $\dfrac{dy}{dn} = 3$ (9) $\dfrac{df}{dx} = 2$, $\dfrac{df}{dy} = 3$

(10) $\dfrac{df}{dx} = 4x + 3y$, $\dfrac{df}{dy} = 3x + 8y$ (11) $\dfrac{df}{dx} = e^x y + \dfrac{y}{x}$, $\dfrac{df}{dy} = e^x + \ln x$

9.4 偏微分，全微分 (P.90)

問1 (1) $\dfrac{\partial f}{\partial x}=2x+2,\quad \dfrac{\partial f}{\partial y}=3-2y$

(2) $\dfrac{\partial f}{\partial x}=6x^2+6xy+4y^2,\quad \dfrac{\partial f}{\partial y}=3x^2+8xy+15y^2$ (3) $\dfrac{\partial f}{\partial x}=e^x,\quad \dfrac{\partial f}{\partial y}=e^y$

(4) $\dfrac{\partial f}{\partial x}=\dfrac{1}{x},\quad \dfrac{\partial f}{\partial y}=\dfrac{1}{y}$ (5) $\dfrac{\partial f}{\partial x}=\dfrac{x}{\sqrt{x^2+y^2}},\quad \dfrac{\partial f}{\partial y}=\dfrac{y}{\sqrt{x^2+y^2}}$

(6) $\dfrac{\partial f}{\partial x}=\dfrac{(x+y)-(x-y)}{(x+y)^2}=\dfrac{2y}{(x+y)^2},\quad \dfrac{\partial f}{\partial y}=\dfrac{-(x+y)-(x-y)}{(x+y)^2}=\dfrac{-2x}{(x+y)^2}$

問2 (1) $\dfrac{\partial G}{\partial H}=1,\quad \dfrac{\partial G}{\partial T}=-S,\quad \dfrac{\partial G}{\partial S}=-T$ (2) $\dfrac{\partial H}{\partial U}=1,\quad \dfrac{\partial H}{\partial P}=V,\quad \dfrac{\partial H}{\partial V}=P$

(3) $\dfrac{\partial P}{\partial T}=\dfrac{R}{V},\quad \dfrac{\partial P}{\partial V}=-\dfrac{RT}{V^2}$ (4) $\dfrac{\partial V}{\partial T}=\dfrac{nR}{P},\quad \dfrac{\partial V}{\partial P}=-\dfrac{nRT}{P^2}$

問3 (1) $\dfrac{\partial f}{\partial x}=3x^2y^4,\quad \dfrac{\partial f}{\partial y}=4x^3y^3,\quad df=(3x^2y^4)dx+(4x^3y^3)dy$

(2) $\dfrac{\partial f}{\partial x}=2x+2y,\quad \dfrac{\partial f}{\partial y}=2x+6y,\quad df=(2x+2y)dx+(2x+6y)dy$

(3) $\dfrac{\partial f}{\partial x}=3x^2y+2xy^4,\quad \dfrac{\partial f}{\partial y}=x^3+4x^2y^3,\quad df=(3x^2y+2xy^4)dx+(x^3+4x^2y^3)dy$

(4) $\dfrac{\partial f}{\partial x}=2xye^{2x}+2x^2ye^{2x},\quad \dfrac{\partial f}{\partial y}=x^2e^{2x},\quad df=(2xye^{2x}+2x^2ye^{2x})dx+(x^2e^{2x})dy$

(5) $\dfrac{\partial f}{\partial x}=\dfrac{2x}{x^2+y^2},\quad \dfrac{\partial f}{\partial y}=\dfrac{2y}{x^2+y^2},\quad df=\left(\dfrac{2x}{x^2+y^2}\right)dx+\left(\dfrac{2y}{x^2+y^2}\right)dy$

第10章　積分

10.1 不定積分，公式と計算 (p.94)

c は積分定数

問1 (1) $x+c$ (2) $t+c$ (3) $C+c$ (4) $\dfrac{x^3}{3}-2x^2+c$ (5) $\dfrac{t^4}{4}-2t^2+c$

(6) $-\dfrac{1}{2}x^{-2}+\dfrac{4}{3}x^{-3}+c$ (7) $-C^{-1}-\dfrac{1}{2}C^{-2}+c$ (8) $\dfrac{2}{5}x^{\frac{5}{2}}+\dfrac{4}{3}x^{\frac{3}{2}}-6x^{\frac{1}{2}}+c$

(9) $2x^3+\dfrac{5}{2}x^2-4x+c$ (10) $2x^4-x+c$ (11) $2x^4-4x^3+3x^2-x+c$

問2 (1) $\ln|x|+c$ (2) $-\dfrac{1}{x}+c$ (3) $2\ln|t|-\dfrac{3}{t}+c$ (4) $\ln|C|-2C^{-1}+c$

(5) $-\dfrac{1}{2x^2}+c$ (6) $-\dfrac{1}{3t^3}+\dfrac{3}{4t^4}+c$ (7) $\dfrac{3}{7}\sqrt[3]{x^7}+c$

(8) $\dfrac{4}{3}\sqrt{x^3}-\dfrac{9}{5}\sqrt[3]{x^5}+c$ (9) $2\sqrt[3]{x^5}-\sqrt[4]{x^7}+c$ (10) $4\sqrt{x}+c$

(11) $\dfrac{3\sqrt[3]{x^2}}{2}+8\sqrt[4]{x}+c$ (12) $2x^2-3x+2\ln|x|+\dfrac{1}{x}+c$

(13) $\dfrac{1}{2}t^2+3t+2\ln|t|+c$ (14) $\dfrac{x^3}{3}-2\ln|x|-\dfrac{3}{2x^2}+c$

問3 (1) e^x+c (2) $\dfrac{1}{\ln 2}\cdot 2^x+c$ (3) $2e^x+\dfrac{1}{\ln 3}\cdot 3^x+c$ (4) $\dfrac{2^t}{\ln 2}+\dfrac{3^t}{\ln 3}+\dfrac{4^t}{\ln 4}+\dfrac{5^t}{\ln 5}+c$

(5) $2^x + c$ (6) $2^x + 3^x + c$ (7) $3e^t + 3^t + \dfrac{5^t}{\ln 5} + c$

問4 (1) $F(x) = x^3 + x^2 + x + 1$ (2) $F(x) = \dfrac{4}{3}x^3 - x + \dfrac{14}{3}$

(3) $F(x) = \dfrac{2}{7}\sqrt{x^7} - \dfrac{2}{3}\sqrt{x^3} + \dfrac{8}{21}$ (4) $F(x) = e^x - x^2 + 1$

10.2 面積, 定積分 (p.98)

問1 (1) $\dfrac{20}{3}$ (2) 16 (3) $-\dfrac{22}{3}$ (4) $\dfrac{1}{3}$ (5) 1 (6) $\dfrac{3}{8}$ (7) $\dfrac{1}{2}$

(8) $\dfrac{5}{2} + \ln 2$ (9) $2e + \dfrac{1}{e}$ (10) $e^2 - e$ (11) $\dfrac{1}{\ln 2} + \dfrac{2}{\ln 3}$ (12) 3

(13) $\dfrac{52}{15}$ (14) 0 (15) -8

10.3 置換積分 (p.102)

c は積分定数

問1 (1) $\dfrac{1}{7}e^{7x} + c$ (2) $\dfrac{1}{3}e^{3x+5} + c$ (3) $-\dfrac{1}{7}e^{-7x+3} + c$ (4) $-\dfrac{1}{e^x} + c$

(5) $\dfrac{1}{20}(2x+3)^{10} + c$ (6) $\dfrac{1}{22}(2x+3)^{11} + c$ (7) $-\dfrac{1}{8}(2x+3)^{-4} + c$ (8) $\dfrac{1}{5}(2x+3)^{\frac{5}{2}} + c$

問2 (1) $\dfrac{1}{12}(2x-3)^6 + c$ (2) $\dfrac{1}{14}(2x-3)^7 + c$ (3) $\dfrac{1}{2}(x^2+x+1)^2 + c$

(4) $\ln(x^2+x+1) + c$ (5) $\dfrac{1}{6}(2x^3+3x+5)^2 + c$ (6) $\dfrac{1}{3}\ln|2x^3+3x+5| + c$

(7) $\dfrac{1}{2}(e^{2x}+e^x+1)^2 + c$ (8) $\ln(e^{2x}+e^x+1) + c$

問3 (1) $\dfrac{1}{3}(e^6-1)$ (2) $\dfrac{1}{3}(e-e^{-2})$ (3) $-\dfrac{1}{3}(e^{-1}-e^2)$ (4) $-\dfrac{3}{2}(e^{-2}-1)$

(5) 3 (6) $\dfrac{1}{3}$ (7) $\dfrac{2}{5}$ (8) 0 (9) 0 (10) e^4+8-e^{-4} (11) $4e+1-e^{-1}$

問4 (1) 0 (2) $\dfrac{1}{7}$ (3) 24 (4) $\ln 7$ (5) $\dfrac{25}{2}$ (6) $\dfrac{1}{3}\ln 2$

10.4 部分積分法など,薬学で扱う問題 (p.106)

c は積分定数

問1 (1) $\dfrac{1}{8}(2x+3)^4 + c$ (2) $\dfrac{1}{10}(2x+3)^5 + c$ (3) $-\dfrac{1}{8}(2x+3)^{-4} + c$

(4) $\dfrac{3}{25}(5x+7)^{\frac{5}{3}} + c$ (5) $\dfrac{1}{20}(5x+7)^4 + c$ (6) $\dfrac{1}{25}(5x+7)^5 + c$

(7) $\dfrac{2\sqrt{(3x+2)^3}}{9} + c$ (8) $\dfrac{-3}{5\sqrt[3]{5x-2}} + c$ (9) $\ln|2x+1| + c$ (10) $\ln|3x+5| + c$

(11) $\dfrac{1}{2}e^{2x+1} + c$ (12) $\dfrac{1}{3}e^{3x+2} + c$ (13) $\dfrac{-2}{15}(1-x)\sqrt{1-x}(3x+2) + c$

(14) $\dfrac{1}{3}\sqrt{(x^2+1)^3} + c$ (15) $\dfrac{2}{3}\sqrt{(x^3+2)^3} + c$ (16) $\dfrac{-1}{3}\sqrt{(1-x^2)^3} + c$

(17) $\dfrac{1}{2}(\ln x)^2 + c$ (18) $\dfrac{1}{2}e^{x^2} + c$ (19) $\dfrac{1}{3}e^{x^3} + c$ (20) $\ln(x^2+x+1) + c$

問2 (1) $\dfrac{1}{3}$　(2) 0　(3) $\dfrac{1}{5}$　(4) 0　(5) $\dfrac{1}{5}$　(6) 0　(7) $\dfrac{1}{7}$　(8) 0

(9) $\ln\dfrac{5}{3}$　(10) $\ln\dfrac{8}{5}$　(11) $\dfrac{1}{2}(e^3-e)$　(12) $\dfrac{1}{3}(e^5-e^2)$　(13) $\dfrac{16\sqrt{2}}{15}$

(14) $\dfrac{256}{15}$　(15) $-\dfrac{3}{10}$　(16) $\dfrac{1}{42}$　(17) $\dfrac{1}{2}$　(18) $e-1$　(19) $e-1$　(20) 0

問3 (1) $x\cdot\ln x - x + c$　(2) $\dfrac{1}{2}x^2\ln x - \dfrac{1}{4}x^2 + c$　(3) $x\cdot e^x - e^x + c$　(4) $x\cdot e^x + c$

(5) $(x^2-2x+2)e^x + c$

問4 (1) 1　(2) $\dfrac{1}{4}e^2 + \dfrac{1}{4}$　(3) 1　(4) e

第11章　微分方程式

11.1　変数分離形の微分方程式 (p.110)

Cは任意定数

問1 (1) $y = Ce^{x^4}$　(2) $2y^2(C-x^2) = 1$

問2 (1) $x^2 - y^2 = C$　(2) $y = Cx$　(3) $y = \dfrac{1}{-3x+C}$　$((-3x+C)y = 1)$

問3 $y = Ce^{\frac{x^2}{2}} - 1$

問4 $y = e^{x^3}$

問5 (1) $y = 2e^{-\frac{x^3}{3}}$　(2) $y = \dfrac{1}{2\sqrt{x}-1}$

問6 (1) $(x^2+1)(y^2+1) = C$　(2) $y = C(x^2+1)$　(3) $(y-1)^2 = C(2x+1)^3$　(4) $\left(\dfrac{y}{x}\right)^2 = Ce^{2x-y}$

11.2　1階線形微分方程式，身近な微分方程式 (p.114)

問1 (1) $y = \dfrac{x^3+x}{2} + \dfrac{C}{x}$　(2) $y = \dfrac{x^2}{3} - \dfrac{1}{x^2} + \dfrac{C}{x}$

問2 (1) $y = e^{-x}(x+C)$　(2) $y = -\dfrac{e^{-3x}}{2} + 2 + Ce^{-x}$

問3 $y = \dfrac{1}{2}x(\ln x)^2 + 2x\ln x + Cx$

問4 7.5分後

11.3　微分方程式の薬学への応用 (p.118)

問1 （方針：$\log e = 0.4343$ を使って計算する）

問2 （方針：$C_A = C_0 - kt$ と $t_{1/2} = \dfrac{C_0}{2k}$ よりkを消去する）

問3 （方針：$C_A = C_0 e^{-kt}$ と $t_{1/2} = \dfrac{\ln 2}{k}$ よりkを消去する）

問4 （方針：$\dfrac{1}{C_A} = kt + \dfrac{1}{C_0}$ と $t_{1/2} = \dfrac{1}{C_0 k}$ よりkを消去する）

問5 約2.08日以内（方針：$0.9C_0 \leqq C_0 e^{-2.0\times 10^{-3}t}$ からtを求める）

問6 $t = \dfrac{1}{kS}\ln\dfrac{3}{2}$ （方針：$\dfrac{1}{C_s - C}\dfrac{dC}{dt} = kS$ の両辺をtで積分し，初期条件$t=0$のとき $C = \dfrac{C_s}{4}$ を代入し，積分定数を求める．この式で$C = \dfrac{C_s}{2}$ となるtを求めればよい）

付録

常用対数表(1)

数	0	1	2	3	4	5	6	7	8	9
1.0	0.0000	0.0043	0.0086	0.0128	0.0170	0.0212	0.0253	0.0294	0.0334	0.0374
1.1	0.0414	0.0453	0.0492	0.0531	0.0569	0.0607	0.0645	0.0682	0.0719	0.0755
1.2	0.0792	0.0828	0.0864	0.0899	0.0934	0.0969	0.1004	0.1038	0.1072	0.1106
1.3	0.1139	0.1173	0.1206	0.1239	0.1271	0.1303	0.1335	0.1367	0.1399	0.1430
1.4	0.1461	0.1492	0.1523	0.1553	0.1584	0.1614	0.1644	0.1673	0.1703	0.1732
1.5	0.1761	0.1790	0.1818	0.1847	0.1875	0.1903	0.1931	0.1959	0.1987	0.2014
1.6	0.2041	0.2068	0.2095	0.2122	0.2148	0.2175	0.2201	0.2227	0.2253	0.2279
1.7	0.2304	0.2330	0.2355	0.2380	0.2405	0.2430	0.2455	0.2480	0.2504	0.2529
1.8	0.2553	0.2577	0.2601	0.2625	0.2648	0.2672	0.2695	0.2718	0.2742	0.2765
1.9	0.2788	0.2810	0.2833	0.2856	0.2878	0.2900	0.2923	0.2945	0.2967	0.2989
2.0	0.3010	0.3032	0.3054	0.3075	0.3096	0.3118	0.3139	0.3160	0.3181	0.3201
2.1	0.3222	0.3243	0.3263	0.3284	0.3304	0.3324	0.3345	0.3365	0.3385	0.3404
2.2	0.3424	0.3444	0.3464	0.3483	0.3502	0.3522	0.3541	0.3560	0.3579	0.3598
2.3	0.3617	0.3636	0.3655	0.3674	0.3692	0.3711	0.3729	0.3747	0.3766	0.3784
2.4	0.3802	0.3820	0.3838	0.3856	0.3874	0.3892	0.3909	0.3927	0.3945	0.3962
2.5	0.3979	0.3997	0.4014	0.4031	0.4048	0.4065	0.4082	0.4099	0.4116	0.4133
2.6	0.4150	0.4166	0.4183	0.4200	0.4216	0.4232	0.4249	0.4265	0.4281	0.4298
2.7	0.4314	0.4330	0.4346	0.4362	0.4378	0.4393	0.4409	0.4425	0.4440	0.4456
2.8	0.4472	0.4487	0.4502	0.4518	0.4533	0.4548	0.4564	0.4579	0.4594	0.4609
2.9	0.4624	0.4639	0.4654	0.4669	0.4683	0.4698	0.4713	0.4728	0.4742	0.4757
3.0	0.4771	0.4786	0.4800	0.4814	0.4829	0.4843	0.4857	0.4871	0.4886	0.4900
3.1	0.4914	0.4928	0.4942	0.4955	0.4969	0.4983	0.4997	0.5011	0.5024	0.5038
3.2	0.5051	0.5065	0.5079	0.5092	0.5105	0.5119	0.5132	0.5145	0.5159	0.5172
3.3	0.5185	0.5198	0.5211	0.5224	0.5237	0.5250	0.5263	0.5276	0.5289	0.5302
3.4	0.5315	0.5328	0.5340	0.5353	0.5366	0.5378	0.5391	0.5403	0.5416	0.5428
3.5	0.5441	0.5453	0.5465	0.5478	0.5490	0.5502	0.5514	0.5527	0.5539	0.5551
3.6	0.5563	0.5575	0.5587	0.5599	0.5611	0.5623	0.5635	0.5647	0.5658	0.5670
3.7	0.5682	0.5694	0.5705	0.5717	0.5729	0.5740	0.5752	0.5763	0.5775	0.5786
3.8	0.5798	0.5809	0.5821	0.5832	0.5843	0.5855	0.5866	0.5877	0.5888	0.5899
3.9	0.5911	0.5922	0.5933	0.5944	0.5955	0.5966	0.5977	0.5988	0.5999	0.6010
4.0	0.6021	0.6031	0.6042	0.6053	0.6064	0.6075	0.6085	0.6096	0.6107	0.6117
4.1	0.6128	0.6138	0.6149	0.6160	0.6170	0.6180	0.6191	0.6201	0.6212	0.6222
4.2	0.6232	0.6243	0.6253	0.6263	0.6274	0.6284	0.6294	0.6304	0.6314	0.6325
4.3	0.6335	0.6345	0.6355	0.6365	0.6375	0.6385	0.6395	0.6405	0.6415	0.6425
4.4	0.6435	0.6444	0.6454	0.6464	0.6474	0.6484	0.6493	0.6503	0.6513	0.6522
4.5	0.6532	0.6542	0.6551	0.6561	0.6571	0.6580	0.6590	0.6599	0.6609	0.6618
4.6	0.6628	0.6637	0.6646	0.6656	0.6665	0.6675	0.6684	0.6693	0.6702	0.6712
4.7	0.6721	0.6730	0.6739	0.6749	0.6758	0.6767	0.6776	0.6785	0.6794	0.6803
4.8	0.6812	0.6821	0.6830	0.6839	0.6848	0.6857	0.6866	0.6875	0.6884	0.6893
4.9	0.6902	0.6911	0.6920	0.6928	0.6937	0.6946	0.6955	0.6964	0.6972	0.6981
5.0	0.6990	0.6998	0.7007	0.7016	0.7024	0.7033	0.7042	0.7050	0.7059	0.7067
5.1	0.7076	0.7084	0.7093	0.7101	0.7110	0.7118	0.7126	0.7135	0.7143	0.7152
5.2	0.7160	0.7168	0.7177	0.7185	0.7193	0.7202	0.7210	0.7218	0.7226	0.7235
5.3	0.7243	0.7251	0.7259	0.7267	0.7275	0.7284	0.7292	0.7300	0.7308	0.7316
5.4	0.7324	0.7332	0.7340	0.7348	0.7356	0.7364	0.7372	0.7380	0.7388	0.7396

$\log_{10}\pi = 0.4971$, $\log_{10}2\pi = 0.7982$

常用対数表(2)

数	0	1	2	3	4	5	6	7	8	9
5.5	0.7404	0.7412	0.7419	0.7427	0.7435	0.7443	0.7451	0.7459	0.7466	0.7474
5.6	0.7482	0.7490	0.7497	0.7505	0.7513	0.7520	0.7528	0.7536	0.7543	0.7551
5.7	0.7559	0.7566	0.7574	0.7582	0.7589	0.7597	0.7604	0.7612	0.7619	0.7627
5.8	0.7634	0.7642	0.7649	0.7657	0.7664	0.7672	0.7679	0.7686	0.7694	0.7701
5.9	0.7709	0.7716	0.7723	0.7731	0.7738	0.7745	0.7752	0.7760	0.7767	0.7774
6.0	0.7782	0.7789	0.7796	0.7803	0.7810	0.7818	0.7825	0.7832	0.7839	0.7846
6.1	0.7853	0.7860	0.7868	0.7875	0.7882	0.7889	0.7896	0.7903	0.7910	0.7917
6.2	0.7924	0.7931	0.7938	0.7945	0.7952	0.7959	0.7966	0.7973	0.7980	0.7987
6.3	0.7993	0.8000	0.8007	0.8014	0.8021	0.8028	0.8035	0.8041	0.8048	0.8055
6.4	0.8062	0.8069	0.8075	0.8082	0.8089	0.8096	0.8102	0.8109	0.8116	0.8122
6.5	0.8129	0.8136	0.8142	0.8149	0.8156	0.8162	0.8169	0.8176	0.8182	0.8189
6.6	0.8195	0.8202	0.8209	0.8215	0.8222	0.8228	0.8235	0.8241	0.8248	0.8254
6.7	0.8261	0.8267	0.8274	0.8280	0.8287	0.8293	0.8299	0.8306	0.8312	0.8319
6.8	0.8325	0.8331	0.8338	0.8344	0.8351	0.8357	0.8363	0.8370	0.8376	0.8382
6.9	0.8388	0.8395	0.8401	0.8407	0.8414	0.8420	0.8426	0.8432	0.8439	0.8445
7.0	0.8451	0.8457	0.8463	0.8470	0.8476	0.8482	0.8488	0.8494	0.8500	0.8506
7.1	0.8513	0.8519	0.8525	0.8531	0.8537	0.8543	0.8549	0.8555	0.8561	0.8567
7.2	0.8573	0.8579	0.8585	0.8591	0.8597	0.8603	0.8609	0.8615	0.8621	0.8627
7.3	0.8633	0.8639	0.8645	0.8651	0.8657	0.8663	0.8669	0.8675	0.8681	0.8686
7.4	0.8692	0.8698	0.8704	0.8710	0.8716	0.8722	0.8727	0.8733	0.8739	0.8745
7.5	0.8751	0.8756	0.8762	0.8768	0.8774	0.8779	0.8785	0.8791	0.8797	0.8802
7.6	0.8808	0.8814	0.8820	0.8825	0.8831	0.8837	0.8842	0.8848	0.8854	0.8859
7.7	0.8865	0.8871	0.8876	0.8882	0.8887	0.8893	0.8899	0.8904	0.8910	0.8915
7.8	0.8921	0.8927	0.8932	0.8938	0.8943	0.8949	0.8954	0.8960	0.8965	0.8971
7.9	0.8976	0.8982	0.8987	0.8993	0.8998	0.9004	0.9009	0.9015	0.9020	0.9025
8.0	0.9031	0.9036	0.9042	0.9047	0.9053	0.9058	0.9063	0.9069	0.9074	0.9079
8.1	0.9085	0.9090	0.9096	0.9101	0.9106	0.9112	0.9117	0.9122	0.9128	0.9133
8.2	0.9138	0.9143	0.9149	0.9154	0.9159	0.9165	0.9170	0.9175	0.9180	0.9186
8.3	0.9191	0.9196	0.9201	0.9206	0.9212	0.9217	0.9222	0.9227	0.9232	0.9238
8.4	0.9243	0.9248	0.9253	0.9258	0.9263	0.9269	0.9274	0.9279	0.9284	0.9289
8.5	0.9294	0.9299	0.9304	0.9309	0.9315	0.9320	0.9325	0.9330	0.9335	0.9340
8.6	0.9345	0.9350	0.9355	0.9360	0.9365	0.9370	0.9375	0.9380	0.9385	0.9390
8.7	0.9395	0.9400	0.9405	0.9410	0.9415	0.9420	0.9425	0.9430	0.9435	0.9440
8.8	0.9445	0.9450	0.9455	0.9460	0.9465	0.9469	0.9474	0.9479	0.9484	0.9489
8.9	0.9494	0.9499	0.9504	0.9509	0.9513	0.9518	0.9523	0.9528	0.9533	0.9538
9.0	0.9542	0.9547	0.9552	0.9557	0.9562	0.9566	0.9571	0.9576	0.9581	0.9586
9.1	0.9590	0.9595	0.9600	0.9605	0.9609	0.9614	0.9619	0.9624	0.9628	0.9633
9.2	0.9638	0.9643	0.9647	0.9652	0.9657	0.9661	0.9666	0.9671	0.9675	0.9680
9.3	0.9685	0.9689	0.9694	0.9699	0.9703	0.9708	0.9713	0.9717	0.9722	0.9727
9.4	0.9731	0.9736	0.9741	0.9745	0.9750	0.9754	0.9759	0.9763	0.9768	0.9773
9.5	0.9777	0.9782	0.9786	0.9791	0.9795	0.9800	0.9805	0.9809	0.9814	0.9818
9.6	0.9823	0.9827	0.9832	0.9836	0.9841	0.9845	0.9850	0.9854	0.9859	0.9863
9.7	0.9868	0.9872	0.9877	0.9881	0.9886	0.9890	0.9894	0.9899	0.9903	0.9908
9.8	0.9912	0.9917	0.9921	0.9926	0.9930	0.9934	0.9939	0.9943	0.9948	0.9952
9.9	0.9956	0.9961	0.9965	0.9969	0.9974	0.9978	0.9983	0.9987	0.9991	0.9996

索引

【あ行】
1次関数 71
1次反応 85, 115
1階線形微分方程式 111
一般解 107
塩基の電離（解離）定数 . . 37

【か行】
階級 58
階級値 58
階級の幅 58
片対数グラフ用紙 34
関数 71
逆関数 80
逆関数の導関数 80
逆行列 46
共分散 69
行列式 47
行列の基本演算 45
極限値 76
クラーメルの公式 47
原始関数 91
合成関数の導関数 79

【さ行】
最頻値 59
酸の電離（解離）定数 . . . 37
散布図 65
シグマ 50, 55, 61
指数関数 13, 71
指数公式 9
自然対数 25
実数直線 33
質量対容量百分率 7
質量パーセント濃度 7
収束する 51
重量パーセント濃度 7
瞬間の速度 75
商の導関数 79
常用対数 23, 25
初期条件 107
水素イオン指数 37
正の相関 65
積の導関数 79
0次反応 85, 115
全微分 87
相関係数 65, 66
相関図 65

相対度数 57
相対度数分布表 57
速度 6, 75

【た行】
対数関数のグラフ 33
対数直線 33
対数の公式 21, 22, 25
対数の定義 21
体積百分率 7
単位行列 46
中央値 59
定積分 97
電離平衡 38
導関数 76
等差数列 49
等比数列 49
特殊解 107
度数 57
度数折れ線 58
度数分布 57
度数分布表 57

【な行・は行】
2次反応 85, 115
半減期 41, 115
半対数グラフ用紙 34
反応速度 41, 115
ヒストグラム 58
微分係数 76
微分方程式 107
標準偏差 61
標本 62
比例 5
比例式 6
比例定数 5
不定積分 91
負の相関 65
分散 61
分数関数 72
分数の表現 6
平均 59, 61
平均変化率 76
平均毛細管 73
変化率 76
偏差 61
変数分離形 107
ヘンダーソン・ハッセバル
ヒ式 38
偏微分 87
変量 57
母集団 61

【ま行】
水のイオン積 37
密度 6
無限級数 50
無限等比級数 49
無相関 65
メジアン 59
面積 95
モード 59
モル濃度 1, 7
モル分率 55

【や行・ら行・わ行】
有効数字 9
離散変量 57
累乗根 9
連続変量 57
連分数 2
割合 5

【数字・欧文・記号】
0次反応 85, 115
1対1の対応 23
1次関数 71
1次反応 85, 115
1階線形微分方程式 111
2次反応 85, 115
e 13
H-H 式 38
Henderson-Hasselbalch 式 . 38
Hixon-Crowell の立方根式 . 18
K_a 37
K_b 37
K_W 37
ln 25
log 21, 25
n 次反応 85, 115
pH 37
vol % 7
w/v % 7
w/w % 7
$y = a^x$ 13
$y = e^x$ 13
$y = \exp(x)$ 13, 25
Σ 50, 55, 61
σ 61
∂ 87
$\int$ 91

編者紹介

都築 稔　博士（農学）

1997 年　東京大学農学部農芸化学科卒業
2003 年　東京大学大学院農学生命科学研究科応用生命化学専攻博士課程修了
現　在　日本薬科大学 学長

著者紹介

安西 和紀　薬学博士

1975 年　東京大学薬学部製薬化学科卒業
1979 年　東京大学大学院薬学系研究科博士課程中退
　　　　元日本薬科大学 教授

高城 徳子　博士（薬学）

1997 年　第一薬科大学薬学科薬剤学科卒業
1999 年　九州大学大学院薬学研究科修士課程修了
現　在　日本薬科大学 講師

田村 栄一

1973 年　群馬大学教育学部数学科卒業
1976 年　東京理科大学理学専攻科数学専攻修了
　　　　元日本薬科大学 講師

豊田 実司

1972 年　群馬大学教育学部数学科卒業
　　　　元日本薬科大学 講師

NDC499　143p　26cm

わかりやすい薬学系の数学 入門

2011 年 11 月 10 日　第 1 刷発行
2024 年 1 月 29 日　第 17 刷発行

編　者　都築 稔
著　者　安西 和紀・高城 徳子・田村 栄一・豊田 実司
発行者　髙橋明男
発行所　株式会社 講談社
　　　　〒112-8001　東京都文京区音羽 2-12-21
　　　　　販売　(03) 5395-4415
　　　　　業務　(03) 5395-3615

KODANSHA

編　集　株式会社 講談社サイエンティフィク
　　　　代表　堀越俊一
　　　　〒162-0825　東京都新宿区神楽坂 2-14　ノービィビル
　　　　　編集　(03) 3235-3701

DTP　　株式会社エヌ・オフィス
印刷所　株式会社平河工業社
製本所　株式会社国宝社

落丁本・乱丁本は，購入書店名を明記のうえ，講談社業務宛にお送りください．送料小社負担にてお取替えします．なお，この本の内容についてのお問い合わせは，講談社サイエンティフィク宛にお願いいたします．定価はカバーに表示してあります．

© M. Tsuzuki, K. Anzai, T. Takajo, E. Tamura and J. Toyota, 2011

本書のコピー，スキャン，デジタル化等の無断複製は著作権法上での例外を除き禁じられています．本書を代行業者等の第三者に依頼してスキャンやデジタル化することはたとえ個人や家庭内の利用でも著作権法違反です．

JCOPY　〈(社) 出版者著作権管理機構 委託出版物〉

複写される場合は，その都度事前に (社) 出版者著作権管理機構 (電話 03-5244-5088, FAX 03-5244-5089, e-mail: info@jcopy.or.jp) の許諾を得てください．

Printed in Japan
ISBN978-4-06-153699-9